# 运动康复
# 与体能训练的创新研究

李 鑫 著

U0137949

中国轻工业出版社

图书在版编目（CIP）数据

运动康复与体能训练的创新研究 / 李鑫著 . —北京：
中国轻工业出版社，2024.3
ISBN 978-7-5184-4668-1

Ⅰ . ①运… Ⅱ . ①李… Ⅲ . ①康复训练 Ⅳ .
①R493

中国国家版本馆CIP数据核字（2023）第244358号

责任编辑：卢　晶　　责任终审：李建华　　　　设计制作：锋尚设计
策划编辑：卢　晶　　责任校对：朱　慧　　朱燕春　责任监印：张　可

出版发行：中国轻工业出版社（北京鲁谷东街5号，邮编：100040）
印　　刷：三河市万龙印装有限公司
经　　销：各地新华书店
版　　次：2024年3月第1版第1次印刷
开　　本：720×1000　1/16　印张：10.5
字　　数：200千字
书　　号：ISBN 978-7-5184-4668-1　定价：49.80元
邮购电话：010-85119873
发行电话：010-85119832　010-85119912
网　　址：http://www.chlip.com.cn
Email：club@chlip.com.cn

随着人们生活水平的提高，人们的生活方式发生了改变，特别是进入5G时代以来，各种智能平台的出现，也极大地改变了人们参与相关体育活动的形式，体育训练的方式也随之出现了新的变化。人们对体育训练有了更深刻的认识，如适龄学生、健身爱好者、专业运动员、体育从业者都对体育活动有了新的认知与需求。我作为体育教育和训练的一线工作者，也曾接到过大量相关问题的询问。作为一名体育领域的学者，应该有责任在满足自己科研需求的前提下，尽量多的把自身所学、所感传递给读者，普及知识，造福大众。因此，有了创作这本书的初衷。

本书一共分为五章，第一章从人体肌肉、骨骼等基本知识入手，第二章逐步拓展到运动中常见的一系列医学问题，如增肌、控制体重、止血、运动包扎等方面。第三章介绍了人体常见部位的运动损伤判断、治疗、康复方法及预防。第四章以身体运动的几大基本能力为主线讲解与运动康复密切相关的体能训练方法。第五章是我几年来通过科研活动与实践操作取得的科研成果，主要介绍运动康复的创新性方法及应用。

本书内容由浅入深，理论性逐步增强，我将多年从业过程中的实践工作经历以及科研成果相结合，穿插大量的实践经验总结，能够满足不同年龄，不同群体的阅读需求，对体育训练中出现的常见热点问题能够做到一一诠释。

本书所涉内容已经越来越多地运用到现代体育训练中，无论是体育行业的从业人员还是体育爱好者都能从书中了解到相关的创新媒介和方法，可以预见的是，在未来，这种跨学科的科研方法和成果会越来越多的出现，人们会切身感受到创新的方法带来的好处和便利，体育社会服务的市场也会越来越广阔。

在本书的写作过程中，得到了于秀女士的大力支持与帮助，在此一并致谢。

李　鑫

# 目录

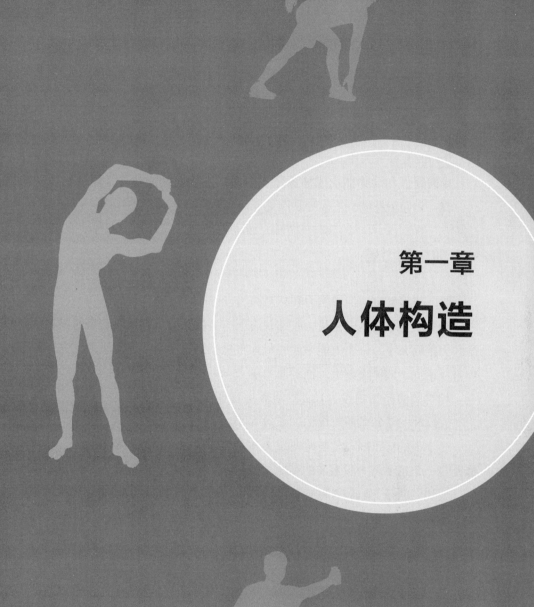

第一章

# 人体构造

## 第一节 肌肉、骨骼与关节

肌肉是能收缩的人和高等动物的一种组织，由许多肌纤维组成，分为骨骼肌、心肌和平滑肌，是力与运动的主要生产源。肌肉细胞内的收缩纤维可以在细胞内移动，从而改变细胞大小。

骨骼是人和动物体内或体表坚硬的组织，分内骨骼和外骨骼两种，功能是运动、支持和保护身体。下面分别阐述肌肉与骨骼在运动中的作用。

### 一、肌肉的力量

肌肉的力量包括绝对肌力和相对肌力。

绝对肌力是指肌肉在最大收缩状态下产生的张力，它反映的是肌肉内所有肌纤维的力量的大小。一个人能举起的最大重量就是这个人的绝对肌力，它一般和人的体重成正比，即体重越大，绝对肌力越大。

相对肌力是指单位为$1cm^2$的肌肉生理横断面积做最大程度收缩时所具有的肌力，它反映的是每条肌纤维的力量的大小。

一个人的体重除以他的绝对肌力就是相对肌力，相比其绝对肌力，相对肌力更能衡量一个运动员力量素质的高低。

要注意的是，肌肉收缩速度的快慢取决于所负荷重量的大小：负荷越小，肌肉收缩速度越快，反之越慢。负荷超过极限时，肌肉张力达到最大，但收缩速度其实是零。负荷逐渐减少，肌肉的收缩速度会逐渐加快，当负荷为零时，肌肉收缩速度达到峰值。

换句话说，在因素相同的情况下，想克服较大的负荷阻力，就要减慢肌肉的收缩速度；想让收缩速度快一些，就必须降低负荷量，这也是肌肉力量和收缩速度的关系。

运用在运动中，就意味着小负荷训练可以让肌肉的收缩速度提高，负荷越大越能锻炼到肌肉的力量，但收缩速度会降低。如果想让肌肉达到最大输出功率，不能盲目加大负荷，必须采用合适的负荷和速度。

除此之外，肌肉力量变大之后，运动速度也会随之提高，运动时间会随之缩短。也就是说在负荷相同的情况下，力量越大，动作速度越快。

## 二、肌肉与爆发力

爆发力是人体在短时间内产生最大力量的能力，它一般受到下面几个因素的影响：

负荷与体重：负荷和体重越大，爆发力越大；

加速度：肌肉力量越大，加速度越大，爆发力越大；

做功时间：时间越短，爆发力越大；

做功距离：在同样的速度下进行相同运动，越高大的运动员，肌肉、骨骼较长，做功距离越大，功率越大。

总之，体重越大、绝对力量越大的运动员，爆发力也越大（由体重和绝对力量影响的爆发力也称为绝对爆发力）。值得一提的是，爆发力在爆发性运动中不是一成不变的，而是根据运动速度（加速和减速）有所变化。也并不是所有运动员都要提升绝对爆发力，比如投掷项目的运动员需要增强爆发力、增加肌肉比重，而短跑和跳高运动员则需要保持较轻的体重，提升相对力量的训练。

## 三、人体的骨骼

骨骼是人体的骨架。人体共有206块骨头，分为颅骨、躯干骨和四肢骨三大部分。其中，颅骨有29块、躯干骨有51块、四肢骨有126块。

儿童的骨头数量为217～218块，初生婴儿的骨头多达305块，随着儿童生长的过程，骨头的数量也发生了变化。

儿童5块骶骨长大后合为1块，儿童尾骨长大后也合成了1块。儿童有2块髂骨、2块坐骨和2块耻骨，到成人就合并成为2块髋骨了。因此，儿童的骨头数量要比成人多11～12块。

## 四、骨骼的作用

### （一）支撑作用

人体各个部位的骨骼通过关节、肌肉、韧带等组织连成一个整体，起到支撑的作用。假如人体内没有骨骼，那人体就可能只是一堆软组织，更无法进行任何活动。

### （二）保护作用

人类的骨骼如同一个框架，保护着人体的脏器和大脑，使这些器官免受外力的损伤。例如颅骨保护着大脑，脊柱和肋骨保护着心脏、肺、胃，骨盆保护着膀胱、子宫等。没有骨骼的保护，外力的冲击很容易使内脏器官受损。

### （三）运动功能

骨骼与肌肉、肌腱、韧带等组织协同，共同完成人的运动功能。骨骼提供运动必需的支撑，肌肉、肌腱提供运动的动力，韧带则能保持骨骼的稳定性，使运动过程得到持续。所以，我们说骨骼是运动的基础。

### （四）代谢功能

骨骼与人体的代谢关系密切。骨骼中含有大量的钙、磷及其他有机物和无机物，是体内无机盐代谢的参与者和调节者。骨骼也参与人体内分泌的调节，影响体内激素的分泌和代谢。骨骼还与体内电解质平衡有关。

### （五）造血功能

骨骼的造血功能主要体现在人的幼年时期，人体的骨髓腔内含有大量的造血细胞，这些造血细胞参与血液的形成过程。人到成年后，部分松质骨内仍存在具有造血功能的红骨髓。

## 五、肩关节和肘关节

### （一）肩关节

肩关节属于球窝状关节，活动范围非常大，能绕三个运动轴进行屈伸、内收、外展、内旋、外旋、环转等运动。

肩关节的稳定性由这一部位的肌肉组织、支撑关节的囊韧带的复合体以及骨骼决定，所以一个人肩关节稳定性差，极有可能是因上述因素中的某一个或几个组织功能较差导致。

除了肩关节之外，上肢带关节（锁骨、上臂骨、肩胛骨及胸骨的组合）的转动范围也极大，甚至是人体中转动范围最大的部位，能够做屈伸、外展、内收、内旋、外旋、水平外展、水平内收、反转的动作。

### （二）肘关节

肘关节连接大、小臂，可做屈曲、伸展、内旋、外旋的活动，由肱骨、桡骨、尺骨构成，包括肱尺（连接肱骨和尺骨的关节）、肱桡（连接肱骨和桡骨的关节）、桡尺（连接桡骨和尺骨的关节）三个关节。肱尺关节负责屈展动作，与肱桡关节一起组成肘关节，桡尺关节负责内旋、外旋动作。

## 六、脊柱

人体的脊柱由33块椎骨重叠构成，包括7块颈椎骨（头部）、12块胸椎骨（肋骨及胸部）、5块腰椎骨（腰部）、5块骶椎骨（构成脊柱）、4块尾椎骨（尾底骨），它们之间由椎间盘软骨和韧带相连。在成年之后，所有的骶椎和尾椎分别融合成完整的1块骶骨和1块尾骨，它们不具有转动性，非常稳定。

脊柱最大的特征是形状略弯曲，整体向后方呈"L"形弯曲。脊柱最主要的作用是保护脊髓和躯干，并起支撑身体直立的作用。除此之外，脊柱还起到连接肌肉、固定胸腔带（肋骨带）的作用。由于它能够活动（尽管相连的椎间骨活动范围不大，但脊柱整体活动范围非常大），所以还具有柔韧性，能保证身体的灵活。由于有部分肌肉作支撑，所以脊柱又能保护身体不受损伤。

## 七、骨盆和髋部

骨盆的主要组成部分是左、右髋骨和骶尾骨，髋骨又由髂骨、坐骨、耻骨组成。这个部位看上去非常隐蔽，却很容易受伤，比如髂骨前部有髂前上棘（缝匠肌与髂胫束起点）和髂前下棘（股直肌与髂股韧带起点），肌肉和韧带容易损伤；两块耻骨之间有纤维软骨，足球运动员最容易出现这个部位的损伤；坐骨由半腱、半膜、股二头肌长头和内收大肌的起点构成，耻骨的坐骨支是所有内收肌和股薄肌的起点，也非常容易受伤。

人体髋部的髋关节是由髋骨的宽臼和股骨头构成的，属于球窝关节，可以做到屈伸、收展、回旋和环转运动。一般来说，女性的髋关节活动范围更大，因为女性的骨盆浅、短，呈圆柱形，耻骨则比正常角度宽，股骨正对着两膝，向外侧张开，整体比男性要宽，所以女性在做劈叉等动作时比男性更容易。

髋关节相对来说比较稳定，周围有厚厚的肌肉包裹，关节囊较坚韧，前后还有髋骨韧带在辅助加强，但这并不代表它不会受伤——武术、体操、舞蹈等都可能会拉伤髋骨韧带。除此之外，髋关节还有耻骨韧带、坐骨韧带和圆韧带，耻骨韧带和髂骨韧带相连，中间的关节囊相对较薄，虽然上面覆着髂腰肌的肌腱，但下面的腰大肌下滑囊依旧可能会产生炎症。

随着年纪的增长，髋关节中的股骨颈开始出现退行性萎缩，很容易因为外力而发生骨折。如果本身就患有动脉硬化这样的基础病，骨折的股骨颈更难愈合，极有可能形成股骨头坏死。

髋关节在运动时会牵扯到许多肌肉，比如外展运动时会用到臀中肌、臀小肌及髂胫束；内放运动时，需要用到阔筋膜张肌（髂胫束）、臀中臀小肌的前束；做外旋运动时，需要用到上孖肌、下孖肌、股方肌、梨状肌及髂腰肌；做屈曲运动时，需要用到髂腰肌；站立时需要用髂腰肌、耻骨肌及上部内收肌。这些肌肉都有可能在运动中受到损伤。

## 八、膝关节和它的韧带

### （一）膝关节

膝关节位于小腿上端，主要由髌骨、股和胫骨构成，其中股骨下端和胫骨上端相连，髌骨游离于股骨表面，通过韧带上与股四头肌远端相连，下与胫骨粗隆相接。膝关节的主要作用是支撑身体，但稳定性较弱，容易受伤。

为什么容易受伤？这要从它的运动方式去解释。

首先是膝关节的运动方向，它是典型的椭圆滑车关节，除了胫骨能进行轻微的内旋和外旋外，整个膝关节只能做一定程度的屈伸。任何违背这个方向的运动，比如有人习惯用转膝的方式来进行热身，都会给膝关节造成伤害。

其次是膝关节的肌肉构成，它主要由前部、外侧和内侧三组肌肉构成。

前部主要由股四头肌构成，是膝关节可以伸展的主要肌肉，也是最强大的保护型肌肉，当它收缩时，髌骨被牵引向上，不仅能防止髌骨向外滑脱，还能让膝前腱膜紧张，从而保护脂肪垫不嵌入关节间隙。

当股四头肌弯曲角度为30°、150°时的合力最大，髌骨间的力矩也在这时达到最大，所以可以做一些发力的动作，比如踏跳、出手后蹬等。

外侧包括股二头肌、腘肌、髂胫束。股二头肌可以让膝关节弯曲、小腿外旋；腘肌的主要作用是固定半月板、稳定膝关节；髂胫束可辅助膝关节伸展。

内侧包括缝匠肌、半腱肌及股薄肌腱，它们共同构成"鹅足"，联合半膜肌运动来让小腿内旋，并防止膝外旋和不稳。

以上任何一个肌肉部分发生损伤，都会影响膝关节的健康。

## （二）韧带

膝关节的韧带包括关节内韧带和关节外韧带。

关节内韧带为前后2条交叉韧带，主要作用是稳固胫骨，防止错位，以及膝关节的稳定——韧带在膝半屈的时候变松，在全伸的时候变紧，关节在这种情况下最为稳定。

关节外韧带分为外侧副韧带和内侧副韧带，前者呈圆柱状，连接股骨外上髁和腓骨小头，在屈膝时松弛，伸到150°时开始变紧，到180°时完全紧绷，主要作用是防止小腿内收和旋转。

内侧副韧带呈扇状，有深、浅两层，包括纵行纤维和斜行纤维。深层较短，与半月板中后部的外缘相连。浅层中的前纵束较长，从内上髁、内收结节处开始，到鹅掌下的胫骨髁下约两横指处终止，只有在膝关节转动到150°的时候松弛，其余角度都处于紧绷状态，主要作用是防止膝外展。

后上斜束从前纵束的后部开始，到胫骨内髁后缘为止，并延伸到半月板；后下斜束主要由半膜肌腱下端的一个束组成，它们的主要作用是防止膝旋转不稳定。

## 九、足与踝

### （一）足

足是弓形结构，带有弹力，主要由足关节、韧带、肌肉等组成。

足关节的主要机能是稳定活动范围，活动范围有多大要看骨的构造、关节构造、筋膜、韧带、肌肉及肌腰的支撑。韧带、肌肉让足有柔韧性，落地时能起到缓冲的作用。而肌肉和肌腱的均衡排列则决定了足可以弯曲和倾斜的程度，由此出现了高足弓、凹足、勾足等足形。

对于足部而言，最容易出现的损伤就是鞋的错误穿着，比如长期穿较硬的鞋进行运动，会伤害足底腱膜，从而引发足部损伤。

### （二）踝

踝又称距上关节，多数是碟状关节，构成部分主要是胫骨、腓骨、距骨，它们靠纤维关节囊、韧带（包括距腓前韧带、距腓后韧带、跟腓韧带、内侧三角韧带）及肌腱等来维持稳定。

踝关节的主要功能是外翻、内翻、脚背伸和跖屈，活动范围的大小取决于骨的构造、关节构造、筋膜、韧带、肌肉及筋膜的支撑力。

踝关节损伤主要是由内翻引起的。

## 十、手腕

腕关节是非常稳定的关节，这种稳定来自腕关节横切面的多种肌腱和韧带，以及骨头的排列。

腕关节的主要机能是屈曲、伸展、外翻、内翻及环绕运动。其中，屈曲是指掌心向前臂方向做引拉动作时可活动范围的角度为0°～90°；伸展是指掌心从前臂离开，可活动范围的角度为0°~85°；外翻是对着前臂部向尺骨的方向屈转，可活动范围的角度为0°~15°；内翻是对着前臂部向桡骨侧屈转，由桡腕关节和舟状骨起作用，可活动范围的角度为0°~45°。

## 十一、小腿

小腿位于膝关节和踝关节之间，主要由胫骨与腓骨构成，它们之间由骨间肌相连，周围还有许多其他肌肉。

小腿的肌肉主要由小腿后方的肌肉群、小腿前面的肌肉群和小腿外侧的肌肉群组成。

小腿后方的肌肉群非常庞大，包括表面的腓肠肌、比目鱼肌、足跟肌和深层的腘肌、拇长屈肌、趾长屈肌、股骨后肌。表面的肌群主要功能是为踝关节的跖屈（伸展）和膝的屈伸提供助力；深层的肌群帮助足趾的屈伸和足的内翻。

在以上所有肌肉里，腓肠肌所占比例最大，也是最外层的肌肉；比目鱼肌宽而平，位于腓肠肌深部及稍前。腓肠肌和比目鱼肌一起构成了小腿的三头肌，它所提供的屈伸力在小腿后方肌肉群里占到近10%。腓骨长肌同比目鱼肌的肌腱一起构成了跟腱，位于跟骨后侧，这是身体中面积较大又结实的肌腱。

小腿前面的肌肉群由胫骨前肌、拇长趾伸肌、趾长屈肌、腓骨短肌构成，其中拇长趾伸肌、趾长屈肌可以辅助背伸和跖屈。

小腿外侧的肌肉群由长、短两种腓骨肌肉构成，两者都能辅助双脚外翻，但长腓骨肌肉能让足跖屈。

## 十二、大腿

大腿位于髋关节和膝之间，由单一的股骨和周围肌肉组成。股骨是人体中最长、最大的长管状骨，它周围被诸多肌肉覆盖，主要包括大腿前侧肌肉群、大腿后侧肌肉群、大腿部内侧肌肉群。

大腿前侧肌群包括股直肌、股内肌、股外肌、股间肌和缝匠肌、阔筋膜张肌、臀部的腱膜及髂胫韧带。其中，股直肌（位于股骨的最上层）、股内肌（位于大腿部的内侧）、股外肌（位于大腿部的外侧）、股间肌（位于大腿肌与股直肌的中间）一起构成了股四头肌，是人体最大、最强壮有力的肌群之一。

股四头肌中所有肌肉都能让膝关节屈伸，但股直肌还可以让髋关节做屈曲动作；缝匠肌能让筋关节与膝关节屈曲，还能在足离开地面的时候让小腿外旋；阔筋膜张肌能帮助髋关节屈曲、外伸，还可以让股骨内旋。

大腿后侧肌群主要由三块肌肉构成：股二头肌（位于大腿部的后外侧）、半腱肌（位于大腿后内侧，一半肌一半腱）和半膜肌（位于大腿后内侧，因肌肉上方有平滑膜状而得名），它们合在一起被称为腘肌腱。

腘肌腱的主要功能是完成膝关节的屈曲和髋关节的伸展，当髋关节屈展或上身前倾的时候，腘肌腱可以对抗重力来支撑身体；当膝关节呈半弯曲状态时，股二头肌成为外旋肌，其他的腘肌腱则变成内旋肌；当髋关节伸展时，股二头肌让股骨外旋，其他的腘肌腱成为内旋肌。

大腿部内侧肌肉群包括短收肌、长收肌、大收肌、股薄肌和耻骨肌，主要功能是内收、屈曲及股骨的内旋，并和髋关节的韧带一起限制髋关节外展。

值得一提的是，下肢骨骼在解剖上，从腿上部、膝关节、踝关节所产生的拉力呈一条直线，但女性因为骨盆较宽，所以并不是一条直线——胫骨向外构成一定角度时，大腿会轻度屈曲，膝关节也会屈曲。

## 第二节　肌肉的运动形式

肌肉的运动是指肌肉的收缩运动。在收缩时，肌原蛋白里的肌纤蛋白丝和肌凝蛋白丝相对滑动，滑动幅度取决于肌肉工作的需要。

肌肉收缩表现为整块肌肉长度的变化（也可能不发生变化），在此基础上，肌肉收缩的运动形式可以分为以下四种。

### 1. 向心收缩

向心收缩，指骨骼肌收缩的长度变化方向是向心收缩，即肌肉缩短、起点和止点互相靠近，从而让身体运动。因为在收缩时肌肉的张力基本不变，所以向心收缩又称等张收缩（isotonic exercise），有时也称为动力或相性收缩。

如果收缩时肌肉收缩的起点和止点之间的距离缩短，则称等张缩短（isotoic shortening）或向心性收缩；如果起点和止点之间的距离拉长——则称为等张延伸（isotonic lengthening）或离心性收缩，作用是控制动作或肢体落下的速度，比如进行太极拳运动时的肌肉收缩就是等张延伸。

### 2. 等长收缩

等长收缩，指肌肉收缩时有张力，但肌肉的起点和止点间的距离没有变化，又称静力收缩（static contraction）。它的主要特点是肌纤维长度缩短，但肌腱部反稍延长，这样的肌长度基本上没变化，关节也没有运动，可是肌肉张力非常明显，常见于一些维持特定体位和姿势的运动中。

采用等长收缩来进行运动修复能够增强肌力，比如在炎症、骨折、创伤、肿胀等不能或不适合运动的时候，等长收缩可以延缓和减轻肌肉的废用性萎缩。

和离体肌肉不同，在体肌肉的等长收缩不仅出现在对抗过重负荷时，像是要拉起拉不动的杠铃时，肱二头肌就是等长收缩，它也出现在其他关节由肌肉离心收缩或向心收缩而产生的运动时，这时的等长收缩可以让某些关节保持不动，从而为其他关节的运动创造运动条件。

要保持一定体位，部分肌肉一定会发生等长收缩。

### 3. 离心收缩

离心收缩，指肌肉在收缩的同时被拉长，比如下蹲时股四头肌就在收缩的同时被拉长，用来对抗重力，好让身体能有缓冲地慢慢下蹲；再比如做放下重物、下坡跑、下楼梯等动作都是肌肉在进行离心收缩，目的是防止在运动过程中发生损伤。

### 4. 等动收缩

等动收缩，指关节运动范围内的肌肉用恒定速度进行收缩，也称为等速收缩，比如自由泳中的划水动作。

等动收缩的练习需要借助专门的等动练习器，它的主要作用是在肌肉收缩产生张力时，保持收缩速度不变，且速度可以根据需要和目的进行调整，另外它还能评定运动时的肌肉力量，记录相关数据，是力量训练中较为重要的辅助仪器。

对比以上四种收缩形式可以得出这样的结论：当收缩力量相同，离心收缩产生的张力最大，比向心收缩大50%左右，比等长收缩大25%左右。这是因为肌肉在离心收缩时受到外力牵张会进行反射性地收缩。向心收缩只有肌纤维在收缩时产生张力，而且这种张力在生成的过程中必须先拉长肌肉中的弹性成分，然后全部作用于外界负荷上，导致被测到的肌肉张力实际上比因外力作用导致肌肉产生的张力要小。

## 第三节　经络与穴位

　　经络与穴位是中医学的核心概念，具有悠久的历史和深刻的文化背景。它们是身体表面上的一些特定点位，通常位于肌肉、骨骼、筋膜和其他组织的特定位置。穴位被用于诊断和治疗各种疾病，是针灸、按摩、拔罐等传统疗法的关键元素。

　　根据其不同的特征和功能，穴位可以分为多种类型，包括：

　　经穴：这些穴位位于十二条正经及任督二脉上，与特定的脏腑器官相联系。例如，胃经上的"足三里"穴位被用于治疗胃肠问题。

　　背穴：这些穴位位于背部，与脊柱相关，通常用于治疗脊柱和神经系统疾病。

　　肌肉穴：这些穴位位于肌肉中，通常用于缓解肌肉疼痛和肌肉痉挛。

　　尽管它们的存在和功能一直备受争议，但近年来，现代医学研究不断深入，试图揭示经络与穴位的生理基础。

## 一、经络和穴位的解剖学结构

　　穴位和经络的解剖学基础在现代医学研究中仍然存在争议，因为它们不同于传统解剖学的常见结构，如肌肉、骨骼和器官。然而，一些研究和观察提供了一些关于穴位和经络的解剖学基础信息。以下是一些相关的观点和研究结果。

　　结缔组织网络：一种流行的理论是，穴位和经络可能与结缔组织网络有关。结缔组织是分布在全身的连接组织，包括皮下、肌肉、骨骼和器官之间的结缔组织。研究表明，结缔组织构成了一个连续的网络，可能扮演着传导信号和维持身体结构的角色。一些学者提出，经络可能是这个结缔组织网络的一部分，穴位可能是结缔组织中特定区域的集中点。

神经丛集区域：一些研究发现，穴位通常位于神经丛集区域或神经末梢密集的区域。这可能解释了为什么穴位刺激可以引发神经传导和生理反应。穴位的位置通常与神经、血管和淋巴系统的分布有关。

组织特征：穴位的解剖学位置通常与肌肉、筋膜、韧带等组织特征相关。穴位可能位于这些组织的交汇点，这些区域可能对身体功能产生调节作用。

影像学研究：使用放射学技术，如MRI和CT扫描，来研究穴位的解剖学位置。虽然这些技术可以提示穴位的位置，但仍然存在解释这些位置与经络系统关联的挑战。

需要指出的是，尽管有关穴位和经络的解剖学基础的研究正在进行中，但现代医学尚未完全确认其存在或具体结构。这些概念在中医学和其他传统医学体系中有着深厚的历史，但在西方医学中仍然需要更多的科学证据和研究来验证和理解。因此，穴位和经络的解剖学基础仍然是一个活跃的研究领域，需要更多的探索和研究来解决相关问题。

## 二、经络与血管、神经的关系

经络与血管和神经系统之间存在密切的关系，它们可能与身体的血管和神经系统有一定的相互作用。以下是有关经络、血管和神经之间关系的主要观点和研究发现：

### （一）经络与血管的关系

经络与血管平行：经络可能与血管系统平行分布，即它们在体内存在一种类似于并行通道的结构。这种观点支持了经络可能与血液循环有关的理论。研究发现，一些穴位位于与主要血管平行的区域，这可能意味着刺激这些穴位可能影响局部血液流动。

改善血液循环：一些中医治疗方法，如针灸和按摩，被认为可以改善血液循环。通常会选择通过刺激穴位，以促进血液在特定区域的流动。

### （二）经络与神经系统的关系

经络可能与神经结构相交。这种相交在某种程度上解释了为什么通过刺激穴位就可以引发神经传导和生理反应。例如，一些穴位可能位于神经丛或神经末梢密集的区域。

穴位周围通常富含神经末梢。这些神经末梢可以是感觉神经、自主神经或其他类型的神经纤维。这些神经末梢与身体的感觉、运动和自主调节有关。

穴位通常位于神经丛或神经末梢密集的区域。当穴位受到刺激时，神经末梢可以传递信号到中枢神经系统，从而引发生理反应。这就解释了为什么刺激穴位可以起到缓解疼痛症状、放松肌肉或改善神经系统功能等功效。

一些研究发现，穴位通常位于皮肤和皮下组织中，这些区域在感觉上特别敏感。这可能与穴位的治疗作用有关，因为刺激这些敏感区域可能导致神经冲动的产生，从而影响身体的生理功能。

穴位刺激通常会引发局部反应，如疼痛感、麻刺感或温热感。这些感觉可能与神经末梢的激活和信号传导有关。

另外，一些穴位疗法被认为可以通过影响神经传导来调节自律神经系统的活动。

自律神经系统负责调节身体的自主功能，包括心率、呼吸、消化、循环等，而经络可能通过穴位刺激对自律神经系统的平衡产生影响。

自律神经系统分为交感神经系统和副交感神经系统。交感神经系统通常与"应激"反应相关，会使心率变快、使血压升高等，而副交感神经系统与"休息与恢复"相关，会降低心率、促进消化等。经络的刺激可能有助于平衡这两个系统的活动。例如，一些特定的穴位刺激被认为可以减轻交感神经过度活跃引起的应激反应，促进副交感神经的活动，从而帮助放松身体。

研究发现，刺激特定的穴位可以影响心血管系统，包括调节心率和血压。这些效应可能是通过对自律神经系统的影响实现的。例如，"太冲"穴位的刺激被用于缓解因高血压引发的不适，部分原因是它可能通过平衡自律神经系统来降低血压。

自律神经系统还负责调节呼吸和消化功能。经络刺激也可以通过影响这些功能来缓解其他不适症状。一些穴位疗法被用于缓解呼吸系统不适症状，如哮喘，还被应用于缓解胃肠不适，如胃痛和便秘。

自律神经系统的不平衡与应激反应和情绪问题有关。经络疗法，如针灸和按摩，被用于帮助管理焦虑、抑郁和情绪不稳定。通过调节自律神经系统的活动，它们可能有助于提高情绪健康。

## （三）穴位疗法缓解运动性损伤

穴位疗法，如针灸和按摩，可以用于缓解运动后的肌肉疼痛感。这对于运动员和运动爱好者来说有一定功效，可以加速肌肉修复，使其能够更快地回到训练和竞技状态。

与此同时，穴位疗法可以缓解运动性损伤，如扭伤、拉伤和肌肉紧张。通过刺激特定穴位，可以促进损伤部位的血流速度、促进淋巴循环、提升自愈能力。以下介绍一些常见的穴位，它们可能有助于减轻运动性损伤引起的疼痛和不适。

足三里穴：足三里位于小腿前部，膝盖下约4横指处。刺激这个穴位通常用于减轻膝关节疼痛和肌肉疼痛，特别是在跑步和跳跃等活动中引起的疼痛。

大椎穴：大椎位于颈部的第七颈椎处。它通常用于缓解颈部和上背部的肌肉紧绷感，还可以用于缓解头部及上肢的运动损伤痛。

曲池穴：曲池穴位于肘部外侧横纹的尽头处。这个穴位常用于减轻肘部的肌肉和肌腱疼痛感，如网球肘或高尔夫肘。

合谷穴：合谷位于拇指和食指之间的凹陷处。这个穴位可用于减轻手部和腕部的疼痛，如腕部扭伤或腱鞘炎。

阳陵泉穴：阳陵泉位于腿部外侧膝盖下方，小腿前部。经常刺激，可用于缓解膝关节和小腿肌肉的疼痛症状，特别是与跑步和跳跃有关的损伤。

承山穴：承山位于小腿肚的腓骨后缘。经常刺激这个穴位可用于缓解小腿肌肉的紧绷和疼痛感，如腓肠肌痉挛。

太阳穴：太阳穴位于眉梢与目外眦之间，向外约1横指的凹陷处。轻轻按摩太阳穴可舒缓紧张情绪，对于头部损伤和头痛的缓解可能有效。

此外，一些运动员会使用穴位疗法来增加灵活性、提高肌肉协调性和改善身体平衡。这些效果有助于改善运动表现，减少运动损伤的风险。

刺激特定穴位可以作为康复训练的一部分，帮助康复患者恢复肌肉功能和运动能力。在手术后或运动损伤康复期间，刺激特定穴位可能有助于加速康复进程；调节运动者的生理状态，包括促进睡眠、减轻焦虑、提高免疫系统功能和改善消化。这些因素都可以影响运动表现和康复过程。

# 扳机点理论

扳机点理论（Trigger Point Theory）是一种关于肌肉疼痛和肌肉酸痛的解释理论，它认为存在于肌肉中的特定敏感区域，被称为"扳机点"，可以引发或放大疼痛感觉和不适。这一理论是由美国医生、物理治疗师Janet Travell和David Simons于20世纪中叶提出的，它在康复医学和疼痛管理中得到了广泛的应用。

## 一、扳机点的成因

扳机点的形成与多种因素有关，以下是扳机点形成的主要原因：

### 1．肌肉过度使用或过度紧张

长时间的肌肉使用或持续的肌肉紧张可以导致扳机点的形成。这种情况在长期从事重复性工作或过度运动的人中比较常见。例如，长时间使用计算机的人可能会在肩颈部出现扳机点。

### 2．肌肉损伤

急性或慢性的肌肉损伤，如拉伤、扭伤或撕裂，可以导致扳机点的形成。损伤后，肌肉纤维可能不完全愈合，导致局部肌肉紧张和疼痛。

### 3．不良姿势

持续不正确的姿势或体态可能会导致扳机点的形成。例如，长时间伏案工作者可能会在颈部出现扳机点。

### 4．情绪压力

情绪压力和焦虑情绪可能导致肌肉紧张，从而促使扳机点的形成。这种现象在颈肩部的扳机点中比较常见，通常伴随着工作压力或情绪困扰。

### 5．疾病或炎症

某些疾病或炎症，如纤维肌痛综合征和肌无力症，可能会导致扳机点的出现。炎症性疾病会引发肌肉疼痛和不适，进而形成扳机点。

### 6．体育活动

体育运动和训练中的过度负荷或不正确的训练姿势可能会导致扳机点的形成，

特别是在肌肉没有足够时间休息和康复的情况下。

### 7．局部缺血

血液供应不足也可能导致扳机点的形成，因为肌肉需要充足的血液供应来维持正常的功能。当血液供应受阻时，肌肉可能紧张并形成扳机点。

需要注意的是，扳机点的形成可能是多种因素相互作用的结果。一旦扳机点形成，它们可能导致肌肉紧张、疼痛、运动受限以及其他不适症状。因此，对于扳机点的治疗通常涉及解除扳机点的压力、恢复肌肉功能以及缓解相关疼痛。

## 二、扳机点的转移和慢性疼痛的关系

扳机点的疼痛感可以放射到身体其他部位，这被称为"放射性疼痛"。这意味着即使扳机点本身位于一个区域，但疼痛感依然可以在身体其他部位被感受到。这种现象可能会导致患者将疼痛感觉定位错误，从而延误治疗。

慢性疼痛通常被定义为持续的、长期存在的疼痛，持续时间通常为三个月或更长。扳机点的存在和活跃可能与慢性疼痛病症的形成和维持相关。例如，如果扳机点位于颈肩部，其放射性疼痛可能导致颈椎疼痛或头痛，这些症状可能逐渐演变成慢性问题。

一些慢性疼痛病症，如纤维肌痛综合征（Fibromyalgia）和复杂性区域性疼痛综合征（Complex Regional Pain Syndrome，CRPS），通常伴随着多个疼痛点和扳机点。这些综合征的疼痛通常分布广泛，可能会导致身体各个部位的不适。

对于慢性疼痛病症的治疗中，识别和管理扳机点是一个重要的方面。通过解除扳机点的压力、针对扳机点进行物理治疗和按摩，以及改善肌肉功能，可以减轻与扳机点相关的疼痛和不适，从而改善慢性疼痛的症状。

## 三、扳机点疗法

处理扳机点的方法可以包括自我疗法、物理治疗以及医疗干预。

### （一）自我疗法

以下是一些可以尝试的扳机点的自我疗法，这些方法可用于缓解扳机点引起的肌肉紧张和疼痛。请注意，在进行自我疗法之前，最好先咨询医疗专业人士，以确保自己的症状确实与扳机点相关。

### 1．自我按摩

使用手指、拇指或按摩棒轻压扳机点。过程中可逐渐增加压力，但避免用力过猛。

对扳机点施加持续的压力，持续时间通常为30～60秒，然后慢慢释放。

按摩过程中，试着寻找任何疼痛或感到紧绷的点，特别是在肌肉中的敏感区域。

### 2．深呼吸和放松练习

深呼吸有助于放松身体和减轻疼痛。深吸气时将腹部鼓起，然后缓慢呼气。

进行渐进性肌肉松弛练习，逐一松弛不同部位的肌肉，从头部开始，逐渐到脚部。

### 3．热敷和冷敷

使用热敷可以帮助放松肌肉，减轻疼痛。可以使用热水袋、热水瓶或热毛巾，每次敷15～20分钟。

冷敷可以减少炎症和肿胀。可以使用冰袋或冰块，但要确保用一层毛巾包裹以避免皮肤接触冷敷物而引发不适。

### 4．伸展和锻炼

轻柔地进行肌肉伸展，有助于缓解扳机点引起的紧张。

避免过度用力，选择适合您的伸展动作，例如颈部、肩部、背部和四肢的伸展。

### 5．饮食和水分摄取

确保摄入充足的水分，因为脱水可能会导致肌肉紧张。

维持均衡的饮食，确保获得足够的维生素和矿物质，特别是镁和钙，对于肌肉健康很重要。

### 6．生活方式调整

管理情绪压力，适当放松，如冥想或瑜伽，以减轻肌肉紧张。

改善睡眠质量，确保获得足够的休息和恢复时间。

## （二）物理治疗和医疗干预

扳机点的物理治疗、医疗干预通常由专业物理治疗师或医疗专业人员进行，他们受过相关的专门培训，并有充足的经验来处理这种症状。以下是一些常见的扳机点物理治疗法和医疗干预方式：

### 1．按摩疗法

专业按摩治疗师可以使用不同的按摩技巧来刺激扳机点，包括深层按摩、横向摩擦和横法按摩等。按摩有助于减轻肌肉紧张、促进血液流动，以及释放扳机点的压力。

### 2．拨痛疗法

这是一种物理治疗技术，通过使用手指或特殊的工具在扳机点上施加渐进性的压力和推动。拨痛疗法旨在重建肌肉纤维的正常排列。

### 3．针灸

用针刺入扳机点，以促进血液流动、缓解疼痛和促进身体的自愈能力。

### 4．超声波治疗

超声波是一种高频声波，可以用于加热深层肌肉组织。超声波治疗有助于松弛肌肉、改善血液循环，以及减轻扳机点引起的疼痛。

### 5．电刺激治疗

电刺激治疗使用低电流来刺激肌肉，有助于减轻肌肉痉挛和疼痛。这种治疗可以在专业人士监督下进行。

### 6．热疗和冷疗

物理治疗师可能会使用热敷或冷敷来帮助减轻扳机点引起的疼痛和炎症。

### 7．锻炼和伸展计划

物理治疗师可以制定个性化的锻炼和伸展计划，以帮助改善肌肉功能、减轻紧张和减少扳机点的疼痛。

### 8．教育和生活方式建议

物理治疗师通常会向患者提供关于如何改善姿势、避免过度用力、管理情绪压力和改善睡眠等生活方式建议。

### 9．药物治疗

在某些情况下，医生可能会考虑使用非处方或处方药物，如非甾体抗炎药（NSAIDs）或肌肉松弛剂，以帮助减轻扳机点引起的疼痛和炎症。

第二章

# 运动中常见的
# 问题

## 第一节 出血与止血

### 一、出血

出血是较为常见的运动伤，需要区分的是属于动脉出血还是静脉出血：动脉流出的血呈鲜红色，流速快；从静脉流出的血颜色较暗，流速相对平缓。

人体本身具备凝血功能，比如不小心割破手指，破损的血管的末端会通过紧急收缩来减少出血量，同时在血小板的作用下结痂，保护性地覆盖伤口。所以不管是动脉还是静脉出血，在创口较小、出血量不大的情况下，身体会在6~10分钟内止血。但并不代表出血不危险。

血液占人体重量的7%~8%，一个成年人总血液量为5000毫升左右，如果失血量超过20%~30%，生命活动就会受到影响，这个时候应该保持静卧来止血；如果失血量超过30%~40%，静卧也无法帮助止血，必须进行救护，否则会出现手脚冰冷、面色苍白、虚弱头晕、休克，甚至死亡。

除了出血量，血液的流速也需要关注。成年人在献血时，一般是在15~20分钟流出400毫升血，这个速度可以让身体适应失血造成的变化，同时这个失血量在人体承受范围内，倘若是突然失血这么多，人体就会感到不舒服。

### 二、止血

最简单、有效的止血方法之一是直接按压出血点，大多数时候可以阻止因外伤造成的出血。下面是一些常见的按压止血的方法。

#### （一）用手或其他按压物直接挤压住伤口

如果条件允许，用纱布或绷带等按压物，效果会更好。可直接将绷带放置于按压点，也可一圈圈地缠绕在伤口的周围。包扎时有两点需要注意：一是要足够紧，二是要把伤口的上、下方都包裹住，这样才能控制血液流动。如果包扎后仍然在流血，证明按压力量不够，需要增加绷带的使用量或是直接用手按压伤口。假如没有绷带、纱布，可以用手帕或其他干净的布来替代。

## （二）创点按压

按压离伤口最近的动脉血管，能够阻断血液的流动。但由于伤口的周围乃至身体末梢构成了动脉血管循环系统，所以这种方法只能减缓血液流速，并不能完全止血。

## （三）使用常规夹板、气囊式夹板或气体反压力装置进行止血

当发生骨折时，断裂的骨非常锋利，会直接将肌肉撕裂，又或者断裂骨附近的血管已经破裂，从而造成了内出血和外出血。这时候应用固定夹板覆盖住整个骨折处和撕裂末端来尝试止血，因为如果骨折处得不到及时固定，肌肉撕裂和血管破裂的出血情况会越来越严重。

## （四）在伤口末端使用止血带

在主血管出血无法控制时，比如机体局部发生部分或全部的损害性切断，且局部按压已经失效的时候，必须用止血带挽救生命。

选择止血带时，要用较宽、松紧适度的绷带，如果没有绷带，要按同样的标准去寻找布料，且布料不能划伤皮肤，一直等到专业医生接手。如果条件允许，可以在伤员前额标注有说明性的记号。

值得注意的是，除了上述情况外，止血带要慎用，而且膝关节和肘关节下侧不能使用止血带。止血带的压力非常大，其覆盖下的很多组织会受到挤压，对血管和神经造成永久性的伤害，一旦使用时间过长，还可能造成机体末端的坏死。有时错误使用止血带带来的伤害，比原发伤情还要严重。

## 第二节　出现意外情况时的急诊急救

在运动场地上，出现突发的伤病事件是不可避免的。因此，快速、正确的急诊急救对于好的预后是十分必要的。急诊急救是指紧急生命救助程序，主要包括判断

和纠正呼吸或心血管系统衰竭。人的大脑会在缺氧4分钟时开始死亡，而呼吸系统和循环系统就负责将大气中的氧气送到脑细胞，因此呼吸系统、循环系统、气道的完全梗阻会导致大脑快速死亡。

# 一、心肺复苏（CPR）

心肺复苏分成畅通气道、人工呼吸（用于呼吸停止时）、人工循环（用于心脏停止跳动时）三步，不需要使用器械、设备就能完成。正确的心肺复苏救治过程能够在救护车到达之前维持被施救者的生命，直到被施救者被送到医院。

心肺复苏对施救人员有一定的要求，一方面需要经过培训，另一方面需要施救人员具有快速、有效的执行力以及抗压能力，因为从判断是否需要进行急救和开始急救之间只有几秒钟，对被施救者而言时间非常宝贵。

在实施心肺复苏前，首先要确定被施救者是否有头部或脊髓方面的损伤，可通过询问现场目击者患者是否摔倒，或观察相关迹象进行判断。如果有损伤就需要先对受伤部位进行保护。

接着，将被施救者脸部朝上平放于坚硬的表面上，只有这个体位可以让血液供应到脑部，同时便于气道开通和人工通气。如果被施救者处于俯卧或其他体位，要摆正体位，翻转时应注意将头、颈和背部视为一个统一的整体。具体翻转方式如下：

施救人要跪在被施救者一侧，并且保持足够距离，这样可以在翻转时保证能将被施救者整体翻过去，而不是只翻转上半身。迅速将双腿摆直，并将最近的上肢举过头，然后将一只手放在被施救者头部和颈部下方，另一只手放在较远侧的肩部。用拖拽远侧肩部的方法来翻转被施救者，同时控制好头部和颈部，保证它们和身体其他部分一起翻转，从而避免导致或加重脊髓损伤。

身体翻转平放后，将其手臂立即放回体侧，可以将下肢抬高约30厘米，这样有助于静脉回流和胸外心脏按压时的人工循环。

如果被施救者是单纯的呼吸不畅，可以开通气道或人工通气；如果还存在循环障碍，则要在人工通气的同时建立人工循环；如果呼吸先于心脏停止，肺部储存的氧气可以维持几分钟生命体征；如果心脏先于呼吸停止，比如心搏骤停，大脑会立刻停止供氧，当停止供氧持续4~6分钟时，脑部就可能损伤，一旦超过6分钟，脑部损伤的概率将更大。

所以心搏骤停后如果马上进行心肺复苏，会大幅度降低脑损伤概率，挽救患者生命。即便无法判断心搏骤停的时间，也要马上进行心肺复苏，直到患者恢复自主循环和通气，或者直到医生接手。如果施救中途感到力竭，要立刻更换其他懂得心肺复苏的人来救治。

# 二、人工呼吸

气道梗阻或呼吸衰竭都可能产生呼吸障碍。

气道梗阻有时可以通过呼吸费力、累及辅助呼吸肌的过度呼吸活动和肋间隙、锁骨上窝和胸骨上窝的凹陷来判断，有时则在清理气道的时候才会发现。

呼吸衰竭可以通过呼吸活动变小或不足、胸部或上腹部活动消失及可见性的鼻腔或口腔的空气流通来判断。

## （一）开通气道

开通气道和恢复呼吸可以在没有器械和其他人帮忙的情况下迅速进行，是人工通气最基本的一步。开通气道有以下几种常见方法。

### 1. 翘头法

昏迷的患者肌肉松弛，舌会向后坠入阻塞喉部，从而导致上呼吸道梗阻。此时可以通过翘起患者头部的动作来让患者重新自主呼吸。

实施翘头法时，应保证患者处于仰卧位，施救者跪在患者一侧，一只手放在患者前额并以手掌向后施压，让患者头部向后移动；另一手将颈部或下颌抬起。

### 2. 翘头举颈法

一只手放在患者前额，向后施压让头部翘起；另一只手放在颈下，向上抬高并支撑颈部。需要注意的是，向后施加的压力过大会让颈部脊髓受伤，所以上抬颈部的手应该放在枕部，上抬的动作要轻柔而稳定，以减轻颈椎的伸展压力。

### 3. 翘头抬下颌法

这种方法主要用于使昏迷患者恢复自主呼吸，以及某些翘头举颈法无效的患者。具体操作方法是将一只手的指腹置于下颌附近的下颌骨下方的骨骼部分，让下颌向前移动，另一只手向患者前额施压使头部向后翘。在这个过程里需要注意，不能压迫到下颌下方的软组织，否则会阻塞气道。

下颌上抬后，用拇指轻轻下压下嘴唇，让口腔保持张开，如果患者有松动的假牙，这个动作能让假牙保持在原位，防止假牙脱落造成气道堵塞。但如果假牙很难固定在原位则应该取出。

必须注意的是，不管是翘头举颈法还是翘头抬下颌法，在实施之前都要考虑患者是否有颈椎损伤，有损伤的患者不应让颈部过度伸展，防止造成永久性损伤。

### 4．推伸下颌法

当上述方法都无效时，就可以考虑推伸下颌法。其操作方法是：施救人员跪在患者头侧，先将手指放在患者下颌角处，然后施加压力将下颌骨向前推伸，让头部向后翘。接着用拇指向下推送嘴唇，方便患者口鼻呼吸。

同样的，如果患者可能存在颈椎损伤，那么整个操作过程中都要让头保持中间位。

用这个方法来开通气道，患者有一定的概率无法恢复呼吸。要判断患者是否有呼吸，施救人员可以将耳朵放在患者口鼻上方约3厘米处，如果能感到和听到气体流动，同时能看到患者胸部和腹部起伏，就说明呼吸已恢复。感觉和听觉比视觉更能准确判断患者是否恢复呼吸，因为当患者气道梗阻时，即便没有气体流动，患者尝试呼吸也会造成胸腹起伏。另外，如果衣物较厚实，也很难看到胸腹起伏。而且一些患有慢性阻塞性肺病的患者可以正常呼吸，但胸部可能毫无起伏。

## （二）恢复呼吸

如果在气道开通后患者没有恢复呼吸，人工呼吸就是接下来至关重要的一步。一般来说，人工呼吸分为口对口、口对鼻和口对人造口。成年人在施救时应每分钟进行至少12次吹气，吹出的气体中含16%的氧气，足以维持患者的生命。

### 1．口对口人工呼吸

在进行口对口人工呼吸时，将一只手放在患者颈下，另一只手的拇指和食指捏住患者的鼻孔，掌根继续在患者前额施加压力，让头部向后翘。施救人员张大嘴深吸口气，用嘴将患者口腔及周围紧密包盖后吹气，移开嘴让患者被动呼气，同时转头观察患者胸廓落下。前4次人工呼吸必须在患者的2次呼吸之间，也就是不等患者肺部完全回缩就要连续进行人工呼吸，这样才能让塌陷的肺泡重新扩张。

有几点需要注意，一是人工呼吸时要能看到胸廓起伏，二是能感到肺部扩张产生的阻力，三是吹气时可以感到和听到空气溢出。做到这几点，就能保证患者通气充足。

此外，如果是用翘头抬下颌法，则要注意患者口腔的打开——用拇指下压下嘴唇；用推伸下颌法则要用双手拇指保持患者口腔打开，施救人员要用自己的面颊去封闭患者鼻腔。

### 2．口对鼻人工呼吸

当患者口腔不能打开时，或因严重面部损伤而不能进行口对口人工呼吸时；当患者口腔没有牙齿，无法紧密包盖时，或因其他原因首选鼻道通气时，口对鼻人工呼吸比口对口人工呼吸更加有效。

口对鼻人工呼吸的具体操作如下：

一只手放在患者前额保持其头部向后仰，另一只手将其下颌骨向上抬，这样患者口腔可以保持紧闭。施救人员深吸一口气，用口唇包盖患者鼻腔并向内吹气，直到感觉患者肺部开始扩张。这个时候，施救人员移开，让患者被动呼气，并观察其胸廓落下。

在这个过程中要注意，患者被动呼气时要从其口腔呼出，因为鼻咽部可能会被软腭阻塞，从而阻止空气从鼻腔排出，所以要让患者在呼气时保持口腔张开。如果是用推伸下颌法来开通气道，那么施救人员要用面颊封闭患者的口腔，不要用拇指合上其下唇。

### 3．口对人造口人工呼吸

这种人工呼吸方法适用于曾经进行过喉切除术的患者，这类患者的颈基底部的前面正中或颈部两侧会有永久性人造口。在对人造口进行人工呼吸的时候，不需要翘头，也不需要推颌来开通气道，直接向人造口的管道吹气即可。吹气时，施救人员需要用一只手封闭患者的口鼻，防止空气从气管漏出。

## （三）容易出现的问题

### 1．胃胀气

人工通气常常造成患者胃部膨胀，一般是因为通气压力过大或者气道阻塞导致，多发于儿童，成年人也可能出现。如果胃部膨胀较为轻微则症状可以忽略，如果胃胀气较严重促进胃反流，而且横膈抬高后会缩挤肺容量，这是比较危险的。面对这种情况，可以在患者胸腔与脐间的腹部施加适度的压力。但这个操作可能会让患者吸入胃内容物，所以应准备吸引器，并将患者头肩部向一侧倾斜，让胃内容物进入吸引器。

### 2．气道梗阻

上呼吸道梗阻本身就会导致心跳呼吸停止，而且还可能诱发昏迷、心跳呼吸的停止，有致命的危险。气道梗阻多数是由异物进入气道导致的，像是儿童吃饭时、吮吸小物体时，成年人吃饭时也可能出现这种情况。

还有一些其他情况会形成气道梗阻：昏迷的患者舌后坠，堵塞喉部和上呼吸道；心跳、呼吸停止或心肺复苏时，胃内容物反流到咽部而阻塞气道；头面部损伤的患者，血凝块、牙齿和碎骨片以及游离的组织可能阻塞上呼吸道，尤其是昏迷的患者。

气道梗阻的患者一般有两种情况：一是被发现时清醒，很快转入昏迷；二是被发现时已经昏迷。这要和脑卒中、心脏病等其他疾病引起的呼吸衰竭或停止有所区分。第一种情况的患者一般是发生在进食时突然不能说话或剧烈咳嗽、紧抓喉部、出现紫绀或出现逐渐加重的呼吸困难。患者一开始还能保持清醒，但如果没有及时解除梗阻，患者几分钟就会因为氧气无法进入肺部而昏迷，甚至死亡。

第二种情况的患者因无法了解致病原因，应按心跳呼吸骤停来进行心肺复苏，在心肺复苏的过程中发现气道梗阻时再按照气道梗阻的方法处理。

## （四）解除上呼吸道梗阻的方法

解除体外梗阻物有三种常用方法：反冲法、人工推挤法和手指清扫法。

### 1．反冲法

施救人员将手放在患者脊柱与肩胛骨之间，迅速、连续地进行急剧反冲。当患者坐或站立时，施救人员站在患者体侧稍偏后的位置，将一只手放在患者脊柱和肩胛骨间进行急速地推冲，另一只手放在患者胸前用以支撑。当患者处于卧姿时，施救人员跪在地面并将患者翻转，让其胸壁靠在施救者的膝部，然后将手放在患者脊柱和肩胛骨间进行急速地推冲。

### 2．人工推挤法

对于失去意识的患者来说，颌部肌肉是松弛的，即便通过反冲法让异物移动也不能将其排出，这时就需要施救人员探察口腔。探察方法为交叉指技术，具体操作方法如下：拇指叠放在食指下，用拇指和食指分开患者的上、下牙床，慢慢施力让颌骨张开。

还有舌下颌上举法也可以，让患者头部保持在中间位，施救人员将患者舌和下颌部放在拇指和其他手指之间，握住并向上抬举，将舌推离咽后壁，露出卡在那里的异物。

### 3．手指清扫法

用交叉指或舌下颌抬举打开患者口腔，另一只手的食指从患者口腔内颊向下到舌基底部进行清扫。碰到异物后，将食指弯曲钩住异物并向上移动取出。整个过程要小心移动，不要将推挤出的异物重新推回气道。

## 三、胸外挤压

### （一）胸部挤压的方法

#### 1．坐位或站位时进行胸腹部挤压

施救人员站在患者身后，双臂环绕其腰部，一只手握拳，另一只手牢牢抓住握拳的手，将握拳的手的拇指侧靠于患者剑突和脐间的腹部。接着用拳头向腹部进行一次快速地向上推挤，重复三次。

#### 2．患者卧位时进行胸腹部推挤

将患者仰卧，施救人员跪在患者髋部旁，也可以骑跨在患者髋部或大腿上。一只手掌根放在患者剑突和脐之间的腹部，另一手放在第一只手的上方快速向上推挤，可视情况多次推挤。

#### 3．妊娠后期或明显肥胖的患者挤压

由于这类患者腹部大，施救人员很难环绕患者腹部，只能选择胸部推挤法。当患者坐或站时，施救人员将双手从患者腋下穿过，环绕其下胸部，一只手握拳，其拇指侧靠患者胸骨下段，注意不要靠近剑突部位。另一只手握紧第一只手，快速向后推挤，情况严重可重复四次。

当患者处于卧姿，要将患者仰卧，施救人员跪在患者一侧，和心肺复苏的方式一样按压患者的胸骨，连续四次。

## （二）建立人工循环

心跳紊乱会导致心脏无法正常收缩，从而无法出现正常的血流量和脉搏，比如颈动脉的搏动消失，就代表血液停止流动或心搏骤停，这些都能表现为意识丧失。

在这种情况下，就需要为患者建立人工循环，即开通气道并进行四次快速的通气，通过触及颈动脉这样的大动脉搏动来判断患者的循环是否恢复。之所以选择颈动脉，一方面是因为它更靠近心脏；另一方面因为它的直径大，更方便触及，而且位置好找，用食指和中指从喉部向颈部任何一侧滑动就可以找到。颈动脉的搏动则可以在喉部和胸锁乳突肌间的凹槽上摸到，用手轻轻推动患者头部向后翘，用指腹在凹槽上轻轻施加压力即可，不能施加过大的压力，否则会妨碍循环、让心跳减慢以及移动血栓。

如果有搏动却没有呼吸，就每5秒给患者做一次人工通气，直到患者恢复呼吸；如果心脏没有搏动，则需要做以下急救措施来建立人工循环：

### 1. 胸外心脏按压

心脏位于左胸部中线，夹在胸骨和脊柱之间。通过胸骨下部有节奏的胸外按压，可以创造人工循环。然而，在心搏骤停时，通过心外按压产生的颈动脉搏动只有正常情况下的1/4到1/3，所以还需要人工通气同时进行。

把患者平放在坚固平面上，如地面、地板或急救车担架上的脊柱板。若患者在床上，将其移到地板上比寻找支撑物能更早开始按压。

施救者跪在患者一侧，一膝与头部持平，另一膝与上胸同高，一手掌根放在胸骨下半部，食指和中指沿着肋弓下缘滑到胸部凹陷处，将中指向下推，将食指放在胸骨下端。双手手指交叉，这样可以保证施救的有效性和患者的舒适性。手臂伸直并垂直向下用力按压，让胸骨下降3.8~5厘米。

按压这个动作目的是让血液流动，只有持续地按压才能产生有效的血液流动。当然，按压不是一直向下压，而是要有弹回放松的节奏，在胸骨回弹时手掌不能离开胸壁，但要放松对胸骨施压。

### 2. 两人合作进行心肺复苏

两人合作进行心肺复苏比单人更有效，因为这样不会中断通气，而心脏按压的连续性有助于保持血压不降至零。两人共同进行心肺复苏按压时，每分钟要进行60次按压，每5次按压后进行1次人工呼吸。可以按照这样的方式计数："一千零一、一千零二、一千零三"，因为每次计数大约需要1秒钟。

如果第二人是在单人已经进行心肺复苏后才加入，建议按照以下步骤进行施救：

（1）在保持心肺复苏不中断的情况下，第一施救人应通知加入者已准备好转为双人操作。

（2）加入者检查患者的脉搏，以确保对患者状态进行准确诊断。检查方式为：跪在第一施救人的对面，将手指放在患者脉搏。如果按压进行得正确，应该可以感觉到脉搏。如果无法感觉到脉搏，可能是按压者的技术有问题。加入者在每次按压之间感到停顿后，高声呼喊："停止按压。"按压应停顿5秒钟，用来让加入者检查自主脉搏，如果没有脉搏，就开始进行双人心肺复苏。

（3）一旦加入者确认患者没有脉搏，应立刻实施一次通气。整个过程，从加入者参与到进行一次通气，必须迅速完成，以确保心肺复苏持续、有效。在进行通气时，第一施救人可以按双人操作的按压速率操作。人工通气应嵌入到每5次按压之后的间隙期。

（4）如果有必要，两位施救人员在进行完一次5：1的操作后交换位置，要注意这期间心肺复苏不能间断，同时要给患者进行一次通气，交换动作要在这次通气结束时完成。施救人员进行5次按压后检查脉搏5秒钟，如果还没有脉搏，则继续心肺复苏。

在心肺复苏过程中，应定期检查患者瞳孔的光反应。如果瞳孔在光线照射下收缩，这表明大脑获得足够的氧气和血液供应。但如果瞳孔保持扩张，并未对光线作出反应，这可能暗示着大脑受到潜在损害，或者已经受到损害。瞳孔扩张但仍有反应则是相对较好的迹象。需要强调的是，某些情况下，例如老年人和正在接受药物治疗的个体，正常的瞳孔反应可能会发生改变。

在心肺复苏过程中，定期触摸大动脉以检查胸外心脏按压的有效性以及自主有效心率是否恢复。首次心肺复苏后的第一分钟以及随后的几分钟内，触摸大动脉脉搏。执行通气的救援者应定期检查患者的瞳孔和脉搏，尤其是在进行操作者转换之前。

心肺复苏的间隔时间不应超过5秒钟，除非患者需要移动，比如上下楼梯，而无法继续有效的心肺复苏。在这种情况下，请在楼梯的顶端或底端进行心肺复苏，然后通过预定的信号间歇操作，并快速移动到下一层，继续有效的心肺复苏。每次间歇时间不应超过15秒。在患者病情稳定、准备好进行转移或者已安排进行无间断心肺复苏的转移前，请不要将患者转移到更便捷的位置。

## 第三节 运动与营养

对运动员来说，最难的是在不同训练阶段，营养和热量等的需求均会不同，比如在强度较大的赛前训练阶段要快速控制体重，在进行高强度的专项训练时又要满足身体的各种需求。所以为运动员准备营养方案一定要结合运动员的生活方式、训练项目、运动因素和个人喜好等。

### 一、能量的要求

能量需求在很大程度上取决于运动项目的性质，需要考虑训练周期、训练条件、年龄以及非训练活动的要求。

通过比较参与相同项目的运动员或不同项目的运动员，我们可以得出大致的能量摄入范围。摄入能量最高的是男性游泳运动员、自行车运动员、三项全能运动员和篮球运动员。相对较低的能量需求则出现在滑冰运动员、体操运动员和舞蹈运动员身上。

此外，以每千克体重为基准来衡量，青春期的游泳运动员消耗的能量最高，约为每千克体重需要消耗65千卡的能量，而赛季中的摔跤运动员的能量消耗最低，约为每千克体重需要消耗28千卡的能量。

### （一）能量平衡的技巧

进行体重检查，如果发现体重保持稳定，那么运动员的能量摄入应与能量消耗相匹配。

为了确定准确的能量需求，要求运动员连续3天精确记录每项活动的能量消耗，并根据这些记录的结果在保持体重稳定的基础上确定所需的能量摄入量。

## （二）评估每天所需能量的公式

将运动员的体重乘以下面的指数，就能得出能量要求。

低强度运动：男性16、女性17；

中等强度运动：男性19、女性17；

高强度运动：男性23、女性20。

# 二、营养的要求

## （一）碳水化合物

运动项目、个人体质的不同，碳水化合物的摄入目标也不一样。

大多数摄入目标都是通过对参与特定项目的运动员进行实验室测试得出的，这些测试结果非常可信。

一般来说，进行高强度或进行长时间训练的运动员，如长跑运动员和三项全能运动员，对碳水化合物的需求较高。

然而，一些运动员在训练和比赛中主要依赖高能量耗费，例如短跑运动员、举重运动员和足球运动员，他们对碳水化合物的需求相对较低。

根据碳水化合物需求，实际的能量摄入量可能会有很大差异。例如，短跑运动员消耗的碳水化合物可能是舞蹈演员的2倍，这是众所周知的。除非该类人群的运动量等发生了明显的变化，否则通常不会引起关注，因为碳水化合物摄入的显著变化需要进行检查。

为了替代肝脏的糖原生成，每天摄入200克碳水化合物是必要的，特别是对于那些大部分运动时间均超过90分钟的有氧训练的运动员。这样可以确保每天每千克体重都能摄入8~10克碳水化合物，以维持肌肉的运动。而对于那些只参与短暂运动训练的运动员来说，每天每千克体重摄入5克碳水化合物已经足够满足其需求。

## （二）蛋白质

蛋白质对人体非常重要，但许多运动员却不能摄入足够的蛋白质。在哪些情况下或是因素的影响下，运动员对蛋白质的需求会增长呢？

（1）低热量饮食，能量摄入减少，对蛋白质的需求会增加。

（2）长期吃素，植物蛋白质的所占比例占到所有蛋白质摄入的35%，每千克体重需求的蛋白质会增加。

（3）耐力训练，消耗越大，对蛋白质需求越大。

（4）抵抗力训练，这种训练会使肌肉变得健壮，这个过程需要大量蛋白质的摄入。

要想评估到底需要多少蛋白质，可以参考下面的数据：

大部分运动员每天每千克体重需要摄入1.5～2.0克蛋白质，具体分为：耐力型运动员每天每千克体重需要摄入0.9～1.4克蛋白质，力量型运动员每天每千克体重需要摄入1.8克蛋白质。

## （三）脂肪

脂肪不仅是主要的能源来源，有一定脂肪含量的食物也较美味。它与脂溶性维生素共存，有助于它们在我们体内发挥重要的作用。另外，脂肪有利于减缓蛋白质的消耗速度。

在运动训练中，脂肪同样扮演着能量的主要供应者的角色。首先，它可以有效节省糖原的储存，这样我们的身体就可以更充分地利用脂肪进行氧化代谢。有助于在有氧运动条件下，提高脂肪的氧化水平，减少对碳水化合物的依赖。因此，一些有氧运动可以促进脂肪的氧化，减少对碳水化合物的需求。

## （四）维生素

在维生素缺乏的情况下，我们尚未得到明确的方法来改善维生素的认可需求问题。

事实上，运动时消耗较多能量的运动员应考虑增加他们的B族维生素摄入量，因为B维生素族具有改善新陈代谢功能的作用。

## （五）矿物质

### 1. 铁

铁是血红素和细胞色素的组成部分，对输送氧气和维持元气起到了关键作用。然而，在实际生活中，一些高水平运动员平常面临缺铁的问题，而铁缺乏如果得不到及时纠正，可能会演变成缺铁性贫血。

这种情况可能与运动时大量消耗氧气并生成ATP，从而导致骨骼肌功能受影响进而影响运动表现。其他导致铁缺乏的因素包括吸收不足、饮食中铁缺乏、贫血、怀孕等。

要确定体内铁的水平通常需要统计一些血液参数，如血清铁蛋白、转铁蛋白吸收度、红细胞计数、血红蛋白浓度、红细胞体积和铁血清浓度。建议每年进行一到两次血红蛋白和红细胞计数的检测，因为仅仅依靠血红蛋白浓度测试可能无法检测出铁储备的减少，因此血红蛋白浓度的变化可能并不能反映体内铁元素的实际含量，不能仅仅通过一次检查就作出判断。

血红素、红细胞和血清等指标可以更直观地评估体内铁含量。运动员应了解哪些饮食可能会影响缺铁症状的治疗，以便更好地管理铁的认定。

铁在人体内存有两种形式，即亚铁血红素和非亚铁血红素。亚铁血红素的吸收率比非亚铁血红素更高：正常情况下亚铁血红素的吸收率会达到23%左右，而在铁储备较低的情况下，亚铁血红素的吸收率可能会更高。需要注意的是，饮食因素对亚铁血红素的吸收没有明显影响。

值得一提的是，亚铁血红素主要存在于动物组织中，特别是器官组织和红色肉类中。

与亚铁血红素相比，非亚铁血红素的吸收率较低，根据饮食、抑制因素、增进因素以及个体铁摄入情况，吸收率通常为3%～8%。

总的来说，一些能够提高铁吸收率的饮食因素包括：摄入动物组织（如牛肉、猪肉或鱼肉）、补充抗坏血酸（维生素C）；而一些可能降低铁吸收率的因素则包括：过多摄入茶多酚、磷酸钙、抗酸剂以及肌醇六磷酸。

针对缺铁的治疗方法如下：开始时每日摄入100毫克硫酸亚铁，逐渐增至每天摄入300毫克（共三次）；如果对硫酸亚铁耐受性较差，也可以考虑尝试补充延胡索酸盐铁或葡萄糖酸盐铁。治疗中可能还包括每天摄入三次维生素C，但不鼓励运动员自行过量摄入这些营养素或进行自我治疗。

若在治疗3~6个月后没有改善，建议寻求进一步的医疗建议。

### 2. 钙

钙对骨骼健康、性腺激素和体能活动都至关重要。需要强调的是，钙的补充并不是适用于所有情况的万能解药。例如，在无跑步期的女性体育中，即使补充钙也不能阻止骨质疏松的发生，尤其是对那些没有接受激素替代治疗的雌性激素水平下降的女性。

一些成分，如膳食纤维和草酸盐，可能会降低钙（以及其他药物或系列）的生物利用率。一些学者认为，为了最大程度地增加矿物质的摄入量并预防骨质疏松，钙的摄入量应不低于推荐的每日摄入量。

需要注意的是，通常饮食中提供的钙不能满足运动员的需求。食用奶及奶制品的运动员每天只能从食物中摄取300毫克的钙。因此，需要考虑额外补充钙，但根据实际需求来调整风险摄入量。最有效的方法之一是在餐间食用500毫克的钙补充剂，通常使用钙盐。但是，应避免摄入贝壳类或骨头类食物，因为它们可能存在食物污染。

另一方面，通过食用肉类来补钙和补铁在某种程度上可能会降低铁的吸收率，因此，如果经常补铁，钙可能会从铁中分离出来。

## （六）水分

### 1. 水分的类型

水分有普通饮用水和添加了电解质的运动饮料。电解质有助于提高肠道的吸收能力，但在大多数情况下，运动员的饮食已经能提供足够的电解质。口服电解质替代物的情况很少出现，除非进行持续时间超过3小时且没有电解质食物补给的耐力运动等特殊情况。对于大多数运动员来说，添加电解质的主要原因可能是为了改善运动饮料的口味。

除了电解质，运动饮料中还有碳水化合物。碳水化合物可以消除或减轻长时间有氧运动带来的疲劳感。运动饮料中的碳水化合物主要是葡萄糖、果糖和葡萄糖聚合物的混合，用来让血糖和水分保持稳定，并且容易吸收。

### 2. 脱水和温度调节

脱水会让血压下降，从而导致血液供应不足，影响身体的散热能力，此时水分流失占体重的1%，同时伴有体温上升。当脱水程度加重时，身体会停止出汗，核心温度会升高到危及生命的程度。

在高温下进行剧烈训练时，一些运动员会出现脱水的情况。

很多情况下，脱水都是不自觉的，当水分被消耗时，人体在生理和功能上无法维持水分平衡。在训练中，如果感到口渴，这意味着已经脱水了，因为当出现口渴感时，通常已经有1%的脱水程度。

具体来说，轻微的口渴可能会损害体温调节，导致体力下降；较重的口渴可能导致不适感和压力感，还可能导致食欲不振；口干可能增加血液的凝聚性，减少尿液排泄，导致工作能力下降20%～30%，难以集中注意力，出现头痛、失眠和焦虑等症状，还可能严重干扰体温调节，导致出现呼吸急促的症状和麻木感。

在运动中严重脱水可能导致休克的发生。因此，保持充分水分摄入对于运动者的健康和运动表现至关重要。

在日常生活中，脱水很难被察觉却会导致非常严重的问题。

慢性脱水过程较缓慢，不易察觉，因而可以逐渐累积形成严重的脱水，这种情况经常发生在足球、篮球运动员和长跑运动员的身上。

急性、严重的脱水通常发生在耐力型运动员的身上，比如马拉松运动员，一般在2～3小时内就会出现症状。

当然也有运动员为了快速减重而故意脱水的情况，因为在脱水状态下，高强度运动的持续时间保持在30秒或以下，脱水量未超过体重的5%，不会对身体产生威胁。但一些运动员可能不太了解水分平衡的重要性，因此采取过度出汗和尿液排泄等方式来减轻体重。

保持和监测水分摄入至关重要，正确的方法是在运动前后称量体重，在下一次训练之前，应该恢复到标准体重以弥补水分的流失。这有助于确保运动员始终处于身体水分含量适中的状态，减少脱水风险。

不同的训练环境和条件下都会决定运动员的汗水排出模式，并确保能与水分消耗量相匹配，虽然这种方法可行，但并不被推崇，因为它没有为运动员在训练前、训练中和训练后补充水分消耗。对于大多数运动员来说，最大的水分消耗障碍通常出现在训练和比赛中，因此强调在这些时刻饮水的重要性。

如果运动员无法维持其体重，那么他们应该直接关注维持充足水分的重要性。水分平衡可以通过以下方式来监测：每天四次观察尿液排出量（通常成年人每24小时排尿量为1000～2000毫升）；如果服用维生素或矿物质补充剂，尿液颜色应为浅黄色而非深黄色；并应避免在训练中出现口渴的情况。

## 第四节 体重控制

## 一、肥胖的判断标准

通常，我们可以通过测量身体脂肪占总体重的百分比（身体脂肪百分比）或个体脂肪细胞的大小和数量来估计人体的脂肪含量。

### （一）身体脂肪百分比

肥胖可以被定义为机体内总脂肪量的过度增加。如何明确划定正常体重和肥胖之间的分界线呢？这里提供一个适用于成年人的"正常"身体脂肪含量范围，即一个单位的脂肪增减对身体脂肪的平均变化。

对于年龄在17～50岁之间的成年人，这一单位变化相当于身体脂肪的5%。根据这一统计范围，可以将"过度肥胖"定义为身体脂肪含量超过平均值的5%。例如，对于平均身体脂肪含量为体重的15%的年轻男性，肥胖的界限应为身体脂肪含量超过体重的20%。

对于平均身体脂肪含量为体重的25%的老年男性，肥胖的界限应为身体脂肪含量超过体重的30%。对于年龄在17～27岁之间的女性，肥胖的界限应为身体脂肪含量超过体重的30%；而对于年龄在27～50岁之间的女性，肥胖的界限应为身体脂肪含量超过体重的37%。

然而，值得强调的是，身体脂肪百分比的平均值随着年龄的增长而有所变化，但这并不意味着人们年龄越大就一定会变得肥胖。

## （二）脂肪细胞的大小与数量：肥大与增生

通过测量脂肪细胞的大小和数量也可以判断是否为肥胖。

脂肪组织的增加可以以两种方式发生：一种是现有的脂肪细胞变得更大或充满更多脂肪，这称为脂肪细胞肥大；另一种是脂肪细胞的总数增加，这称为脂肪细胞增生。

在研究人类和动物脂肪细胞构成方面，已经应用了多种技术。其中一种方法涉及使用带有针头的注射器，将小片皮下组织抽取并直接植入一个脂肪库。通常，这些组织样本来自三头肌、肩胛下区、臀部和下腹部等部位。随后，这些组织片段会经过化学处理，使脂肪细胞分离并能够进行计数。

一旦确定了已知质量的脂肪组织中脂肪细胞的数量，可以通过将脂肪细胞的总质量除以脂肪细胞的总数来确定每个脂肪细胞的平均质量。例如，如果一个体重为88千克的个体，通过水下称重法测得其身体脂肪含量为13%（等于11.44千克，即 $0.13 \times 88$ 千克），并且如果平均每个脂肪细胞容量为0.6微克脂肪，那么脂肪细胞的总数将约为190亿。

脂肪细胞总数=体脂肪质量/每个脂肪细胞的脂肪含量

实验时，采用针刺组织活检和显微摄影技术，提取和测量了机体特定部位脂肪细胞的平均大小。取得脂肪样本后，通过适当的生化处理技术和在计算机大屏幕上以幻灯片形式投影的照片来测量细胞的平均直径，该计算机配备有可测量细胞直径的光电笔。至少要测量每个部位的200个细胞。细胞的平均直径确定后，可以通过适当的数值转换（π×细胞直径）来确定每个细胞的脂肪含量。对于具有17.02千克脂肪（体重为89千克、体脂肪含量为19.1%）的中年实验对象，每个细胞含有0.73微克（ $7.3 \times 10^{-10}$ 千克）脂肪，因此细胞的总数估计为233亿。

## 二、肥胖对健康的危害

尽管肥胖的确切原因尚未完全明了，但有许多信息表明肥胖与多种健康风险因素相关联。目前尚不清楚肥胖是否直接导致这些危害，或者它只是特定医疗条件的附带结果。以下是与肥胖相关的一些疾病和健康问题：

肥胖可能导致心脏机械负荷增加以及左心室功能受损，从而影响心脏的正常工作；增加高血压、骨性关节炎、退行性关节病、痛风、糖尿病、肾病、胆囊疾病、子宫内膜癌、肺呼吸性疾病患病的可能性；手术中麻醉药物的应用应有别于正常体重病人；出现异常血浆脂类和脂蛋白浓度问题。

## 三、肥胖对体重的影响

### （一）减重

当成年肥胖者体重减轻时，主要发生的是脂肪细胞的大小减小，而脂肪细胞的数量保持不变。如果他们达到正常体重和脂肪含量，那么脂肪细胞会缩小。

一项研究表明，19位成年肥胖者在第一阶段实验结束后，体重从148千克减至102千克。脂肪细胞的平均数量在体重减轻前约为750亿个，在减重46千克后几乎没有变化。与此同时，每个细胞的质量从0.9微克减少到0.6微克，减小了33%。当受试者减轻29千克达到正常体重时，细胞数量仍然保持不变，而细胞大小继续缩小，约为正常体重非肥胖者脂肪细胞大小的三分之一。成年肥胖者减轻体重后，脂肪细胞结构的主要变化是细胞大小的缩小，而细胞数量不变。

这些发现表明，从前的肥胖者并没有彻底变瘦，至少从脂肪细胞数量的角度来看没有。毫无疑问，以前的肥胖者难以保持他们减重后新的体形。

### （二）增重

有意思的是，有一些研究专门针对如何增加脂肪。一项研究选择了初始平均体脂肪含量为15%的成年男性志愿者，将他们的每日热量摄入增加到正常水平的3倍，达到每天摄入7000千卡的热量，并持续进行了40周。其中一个受试者，其体重增加了25%，体脂肪含量从体重的14.6%增加到28.2%。结果显示，体重增加了12千克，其中10千克是由于体脂肪的堆积而来。

还是这个实验，把研究对象换成没有肥胖个人史或家族史的非肥胖的志愿者，过度饮食导致他们平均体重增加了16千克。通过比较实验前后四个月内脂肪细胞的大小和数量，研究发现脂肪细胞的平均大小显著增加，但数量保持不变。当受试者减少热量摄入并恢复至正常体重时，总体脂肪减少，并且脂肪细胞的大小恢复到最初的水平。这些结果表明，当成年人因过度饮食而变得肥胖时，主要是他们的脂肪细胞变得更大或充满了更多脂肪，而不是增加了新的脂肪细胞。

有迹象表明，成年人脂肪的过度增加可能会改变脂肪细胞的结构。这是因为当每个细胞的脂肪含量达到1.0微克时（正常范围为0.5~0.6微克），细胞的大小就达到了极限，不会再增大。在极度肥胖者（体脂肪含量为60%，超出正常体重的170%）中，几乎所有脂肪细胞都已达到这个极限，因此需要从现有的脂肪细胞库中招募更多的细胞以增加其数量。这意味着在极度肥胖的成年患者中，脂肪细胞数量异常增加，并且伴随着细胞大小的显著增加。

## 四、控制体重的饮食

成年人每年摄入的食物接近907千克，在大多数情况下，一年内的体重变化非常小。这种相对稳定的体重状况如果每日消耗的热量约等于摄入的热量，轻度而持续的食物摄入增加导致显著的体重增加时，显得非常不寻常。

实际上，成年人体重的相对稳定反映了机体对每日能量摄入和消耗的精确调节。如果摄入的食物能量超过每日的能量需求，多余的能量将被储存在脂肪组织中。因此，要有效地控制体重并避免体重和脂肪的增加，需要建立能量摄入和能量消耗之间的平衡，这是一个有效的体重管理计划的基础。

可以参考能量守恒公式，等式两侧的失衡都会导致体重变化。

能量输入＝能量输出（体重稳定）

能量输入>能量输出（体重增加）

能量输入<能量输出（体重减轻）

按照这个公式，减少能量摄入就可以减轻体重。如果一个体重在80千克的女性想要减肥，她每天的基础消耗是2800千卡，她需要规律的运动并将每日的能量摄入减少到1800千卡，以创建一个1000千卡的能量缺口。在7天内，这将产生一个7000千卡的热量缺口，相当于减少0.9千克的脂肪。

实际上，在体内的糖储量首先减少，因此在第一周的热量控制中，体重减少远远超过了0.9千克。这些储存的营养物质包括少量热量和大量水分，远多于脂肪。

因此，短期内的热量限制通常会使人感到振奋，但其中很大一部分是由于体内的水分和糖分减少，而体脂肪的减少相对较少。因此，随着体重的持续下降，较大比例的体脂肪将被用来弥补因节食而导致的热量不足。要再减1.36千克，就需要再减少1800千卡的热量摄入，然后保持10.5天。如果能够坚持这种饮食方式，理论上每3.5天就可以减少0.45千克脂肪。然而，通过热量限制来减肥是基于几种基本假设的，如果违反这些假设，将会影响减肥的效果。

例如，节食往往会导致嗜睡，从而减少日常活动水平。此外，随着体重减少，身体活动所需的能量也会以一定比例减少。因此，能量输出这一方面就减少了，违反了"能量守恒法则"。另外，热量控制可能导致一些生理变化，这些变化可能会影响体重减少的速度。这些变化包括静息代谢率的下降，在半饥饿状态下，体重和静息能量输出都会降低。这种减少远远超过了体重的减少，实际上节省了更多的能量，从而降低了节食的效果。这种理论上存在的减肥曲线的"减速阶段"往往会使减肥者感到沮丧和受挫。

## 五、最理想的减重方式是节食加运动

通过运动来增加热量输出，从而打破能量平衡公式，是一种较有效的控制体重的方法。但是有两种观点反对把运动作为控制体重的手段。一种观点是运动会不可避免地导致食欲增加，因此任何缺失的热量很快会通过增加食物摄入来弥补。另一种观点是，与饥饿和半饥饿状态相比，运动的热量燃烧效果相对较不明显，因此合理的运动只能对体脂肪产生很小的影响。然而，我们需要弄清楚这两种观点容易产生的误区。

在考虑运动对食欲和摄食的影响时，需要区分运动的类型和持续时间。例如，像伐木工人、农场劳动者和耐力型运动员这样长期从事体力劳动的人，每天消耗的热量可能是低强度运动人群的两倍，达到4000~7000千卡。尤其是每天需要进行长时间训练的运动员，他们每天要进行长达8小时的训练。像马拉松、越野滑雪和自行车这样的耐力型运动员每天消耗大约6000千卡的热量，他们需要摄入大量热量来满足训练所需的能量。

然而，对于训练时间相对较短的人来说，运动对食欲的刺激效应明显减小。以参加游泳和网球比赛的女大学生为例，她们在赛季前后每天的热量摄入没有明显的变化。在1月至5月，她们每天进行2小时的游泳训练，游泳的总距离在不同月份有所变化。然后，采集的数据为女大学生们连续7天所摄入的热量，以比较在5个月的训练和赛季前后每天的平均热量摄入。她们在训练和比赛期间的热量摄入比网球运动员高15%，但是在体重、体脂上和网球运动员并没有显著的区别。

将节食与运动结合起来，相较于单独进行运动或单独进行节食，提供了更大的灵活性，以实现热量负平衡和脂肪减少的目标。实际上，采用节食与运动相结合的体重控制计划可能比完全依赖热量限制更有助于长期减重。

那么，如果一个肥胖者希望在每周减轻0.45千克的脂肪，应该如何结合运动和节食来减少9千克的脂肪呢？在这种情况下，即使在最理想的情况下，要减去9千克的脂肪也需要20周的时间。为了达到这个目标，每周平均需要减少3500千卡的热量，这意味着每天必须减少500千卡的摄入。

如果每周进行3次1.5小时的中等强度训练（每次大约消耗额外的350千卡），到了周末就共减少了1050千卡的摄入。为了达到每周减少0.5千克脂肪的目标，每周的热量摄入只需减少2400千卡，而不是3500千卡。如果一周训练的天数增加到5天，那么每天的热量摄入只需要减少250千卡。如果每周的5次训练日中，将每次的训练时间从30分钟延长到1小时，那么甚至不需要减少食物摄入，因为通过运动能消耗掉每周需要减少的3500千卡热量。

显然，运动本身或与轻度的饮食限制相结合，可以有效地减少体内脂肪，而且饥饿感和其他心理压力都相对较小。而且更重要的是，运动在减重中减少更多的是脂肪，而不是水分。

## 第五节 高原训练

### 一、高原训练的功能

高原训练是在含氧量较低的高原地区进行的训练。通过高原训练，可以提高血液中红细胞数量，从而有助于增强运动员的有氧代谢能力。此外，它也有助于改善骨骼肌红蛋白的浓度和质量，进而提高运动员的肌肉工作耐力。最重要的是，高原训练还有助于培养机体的抗疲劳能力。

## 二、高原与高原环境

随着海拔升高，大气压力减小，导致氧气分压下降，同时空气密度也减小，因此阻力相对较小。海拔每上升1000米，温度下降约6.5℃。而海拔每上升300米，紫外线强度就会增加4%，增加晒伤的风险。因此，运动员需要有效处理低氧、脱水和低温的环境挑战。

国际通行的海拔划分标准如下：0～1000米属于平原，1000～2000米属于低海拔，2000～3000米属于中海拔，3000～5000米属于高原，5000～8848米属于超高海拔。

海拔是影响高原训练效果的关键因素之一，研究表明，在海拔2200～3500米进行训练效果较为合适。只有当动脉氧气分压低于60mmHg时，才能有效地促使红细胞生成，而对应于此氧气分压的高度范围在2200～2500米。因此，低于这一高度范围的高原训练对平原运动能力的影响相对较小。

## 三、高原训练的实施策略

### （一）适于高原训练的项目

由于高原地区特有的地理环境以及其对人体生理功能的影响，高原训练一直以来主要用于耐力项目。然而，随着对高原训练的深入研究，越来越多的运动项目也开始考虑参与其中。

在进行速度和力量项目的高原训练时，观察到一些积极效应，如骨骼肌的缓冲能力增强以及内分泌系统和某些酶的活性也呈现积极变化。然而，同时也出现了一些负面效应，例如通气过度可能导致呼吸性碱中毒，刺激肾脏排泄大量碳酸氢盐，进而可能破坏酸碱平衡，在高原训练持续1周以上的情况下，可能导致训练强度下降，同时也可能对无氧竞技能力产生不利影响。

结合运动特点，可以在高原开展训练的项目有：水球、棒球、足球、曲棍球、手球、篮球、网球、柔道、摔跤、拳击、武术等，这些项目都需要抵抗空气阻力；中长跑、竞走、短跑、跨栏、游泳、自行车、皮艇、划艇、滑冰、滑雪等，这些项目都需要提高运动员的乳酸耐受能力，建立良好的肌肉水平。

注意，体内缺铁的运动员不能进行高原训练；针对性、设计性较强的运动项目不能在高原进行。

## （二）返回平原竞赛的时间

对于持续时间超过30分钟的耐力性运动项目，以及以有氧耐力为主的比赛或持续性比赛，运动员通常会选择在比赛日程前大约3天返回低海拔平原，以进行机能调整，以便为比赛做好准备。

然而，也有实际经验表明，有些运动员在距离比赛日程大约7天返回平原进行机能调整，同样可以取得出色的运动成绩。

对于以混合代谢为主、持续时间在4~6分钟或6~10分钟、抗阻力系数较大的力量耐力性运动项目，通常需要提前大约20天返回平原，进行更高强度的训练，以确保比赛时的最佳状态。

当决定何时选择高原训练时，需要考虑运动员的个体差异、比赛项目的特性、运动员的训练水平、气候条件、训练计划以及比赛日程等因素。这些因素将有助于确定最佳的高原训练时机。

## （三）高原训练高度

间歇训练的最佳高度应保持在海拔1500米以下，以获得最佳效果。对于基本训练，最好选择与旅行登山的高度相近，以确保适应性更好。在进行训练期间，密切监测心率和血乳酸盐水平可以帮助确保正确的训练强度。

关于高原训练的高度，有一些重要的指导原则。最适合的海拔为2500~3000米，这既可以实现适应性，又可以减少并发症的风险。需要注意，海拔过低时，高原训练的效果可能不太显著。有研究显示，即使在1740米的海拔进行了4周的训练，运动员的最大摄氧量和血红蛋白水平几乎没有改变。

另一项研究则显示，在2300米海拔高度进行了34天的训练，平原的最大摄氧量显著提高。然而，在海拔4300米进行了10天的训练后，运动员的最大摄氧量并没有提高。因此，高原训练的海拔也不应过高，以免效果不佳。

## （四）高原训练时间

高原训练通常分为三个阶段：适应阶段、训练阶段和过渡阶段。

适应阶段通常持续约3天。在这个阶段，运动员的身体开始适应高原环境的气压和氧气浓度。

训练阶段的持续时间至关重要。如果持续时间过短，机体可能无法产生足够的适应性变化。而如果持续时间过长，机体在高原上的适应性可能会在返回平原后丧失。因此，目前被广泛认可的最佳训练阶段持续时间为4~6周，这段时间足以培养出高原适应性。

过渡阶段的时间相对较短，通常在结束高原训练前的3天左右。这个阶段的主要目标是协助运动员逐渐适应低海拔平原的训练环境，并确保他们在比赛或训练中保持最佳状态。

## （五）高原训练方法

### 1．间歇性低氧训练

间歇性低氧训练（IHT）是一种利用专用设备，如低氧仪，通过减少空气中氧气的比例来提供精确控制的低氧分压混合气体的训练方法。这使受试者能够吸入低氧气体，将缺氧负荷分成多个独立的组别。在每两次低氧刺激之间，受试者可以自由呼吸，这样训练呈现出脉冲式或间歇性的特点，因此被称为间歇性低氧训练。通常，IHT与提高运动员身体素质和技战术能力的常规训练交替进行，通常安排在训练结束后进行。

### 2．高住低训

高住低训法（HILO）是一种让运动员居住在高原或人工低氧环境，训练却在平原或较低海拔的地方的训练方法。这种方法有助于提高机体的氧气输送能力、增强骨骼肌的抗氧化能力，并确保运动员能够保持正常的训练强度和量。

根据现有研究，HILO常用的空气含氧量通常为14.2%~16.4%，相当于海拔为2000米~3000米。最佳的低氧暴露条件被认为是空气含氧量为15.4%~16.4%，相当于海拔为2000米～2500米。这是因为空气含氧量降至14.2%时，缺氧程度较重，可能导致运动员的睡眠质量下降、疲劳感难以缓解，同时还可能引发高山病，如出现恶心、头痛和四肢无力等症状。

### 3. 高住高练低训

高住高练低训（HIHILO）训练法是一种模拟高原训练的方法，即运动员居住在人工低氧环境中，主要进行常氧训练，并辅以一定的低氧训练。现在已经建设了一些低氧训练中心，其中包括北京市体育科学研究所的低氧训练室、上海市体育科学研究所的低氧训练中心，以及北京体育大学低氧训练研究中心等。

## （六）高原训练的营养要求

在高原训练期间，各种营养元素应比例合适，避免营养缺乏或营养过剩。

### 1. 水的补充

由于高原地区的空气通常较为干燥，阳光强烈，这会导致人体呼吸频率增加并增大通气量，从而导致机体大量失去水分。一旦身体失去了大量体液，如果不能及时、有效地进行补水，将严重影响人体正常的生理功能和运动能力。在进行补水时，应遵循"多次少量"的原则，每次补水100～150毫升为宜。此外，建议每天记录尿密度和体重，以此来监测补液量是否足够充足。这些措施有助于维持体内水分平衡，以应对高原环境对体液的消耗。

### 2. 维生素的补充

高原环境的特殊性导致机体的新陈代谢加速，也使维生素的消耗量增加。因此，增加B族维生素在饮食中的摄入有助于快速适应高原环境。在高原训练开始前一周，建议每日服用150毫克维生素$B_{15}$，并在整个高原训练期间持续服用。如果运动负荷增加，可以考虑增加维生素$B_{15}$的摄入量，以确保机体的稳定。

另外，维生素E具有降低血小板聚集的作用，有助于减轻血液的黏稠度，从而促进更多的游离铁进入血液中。因此，每日服用400毫克维生素E也是必要的。此外，每日补充100毫克维生素C和10毫克复合维生素B也是推荐的做法。这些措施有助于满足高原环境下机体对维生素的额外需求。

### 3. 铁的补充

在高原训练期间，维持适当的铁储存量以及铁的摄入和吸收对于提高血红蛋白浓度、增加血氧含量、提升运动能力具有关键作用。许多运动员，不论男女，可能因为缺乏足够的铁而导致血清蛋白水平降低，这会妨碍红细胞数量和氧气含量的提高，因此无法充分受益于高原训练。铁的缺乏不仅会损害氧气的输送能力，还会影响氧气的释放，从而限制了最大氧耗量和运动成绩。

在高原训练期间，通常需要口服高剂量的铁来维持适当的铁蛋白水平。一种方法是将15毫升的铁剂溶解在橙汁和维生素C混合液中，每天分3次服用，可以在饭前1小时或饭后1小时服用。如果存在胃肠道问题，可以减少剂量。此外，还可以通过膳食来获取一部分铁，如含铁丰富的动物内脏、蛋黄、豆类和鱼类（如乌鱼）等。

特别需要注意的是，女性运动员在高原地区，尤其是月经期和月经后7天内，需要适当增加每日铁的摄入量。此外，在高原训练期间，适度补充钾、钠和镁也是非常必要的，以维持电解质平衡。

### 4．特殊营养品的补充

在高原训练期间会使体内自由基的生成增加，抗氧化能力就会降低。因此，合理地使用抗氧化剂对于提升机体自由基的清除能力、迅速减轻疲劳、并促进体能恢复非常有益。

一些常用的抗氧化剂有$\beta$-胡萝卜素、谷胱甘肽、牛磺酸、卵磷脂、结合亚油酸（CLA）、1,6-二磷酸果糖以及多糖类、黄酮类等。此外，一些中草药和复方中药也具有明显的抗缺氧作用，如党参、刺五加、枸杞子、麦芽、大叶三七、当归、熟地、白芍，以及复方丹参、复方刺五加、洋参胶囊、六味地黄丸等。


## 四、高原训练不足与展望

高原训练对运动员的影响有利有弊，以充分发挥其最大功效。需要明确的是，高原训练只是运动成绩提升的一种辅助手段。其效果受多种因素影响，包括运动项目的特性、训练强度、训练时机，以及运动员的训练水平、运动强度、训练时长、个体差异和营养水平等。因此，关于高原训练的研究成果存在分歧和争议。

未来的研究重点将包括创新模拟高原训练方法，评估个体对低氧训练的适应能力的指标，以及深入研究蛋白质代谢的特点。

在高原训练期间，为了减轻高原训练可能产生的不利影响，需要加强对训练的监控，并特别关注运动员的营养摄入。训练时应特别考虑满足运动员机体所需的特殊营养和能量需求，主要以碳水化合物和蛋白质为主要能量来源。研究资料表明，在高原训练中，三大营养要素（碳水化合物、脂肪、蛋白质）的热量比例应分别为61%、25%和13%。

解决耐力运动员在高原训练期间的营养需求，是确保他们在提高运动能力方面具备充分物质基础的关键。高原训练过程中，饮食中的热量和各种营养素必须满足运动员的特殊需求，同时需要维持各种营养素之间的合理比例和数量，以避免营养缺乏或营养过剩的问题。这种综合的营养策略有助于确保运动员在高原训练中能够保持最佳状态。

## 第六节　运动包扎

### 一、运动包扎的应用场景和简单步骤

运动包扎是一种在运动或体育活动中处理创伤和伤害的急救技能。它的目标是为受伤者提供初步的医疗护理，减轻疼痛，减少进一步伤害，并促进伤口的康复。以下是进行运动包扎时的一些关键步骤：

（1）评估伤势：首先，要评估伤者的伤势严重程度。确定是否存在骨折、扭伤、撕裂、出血等情况。

（2）确保安全：在处理伤者之前，确保场地安全，以防止伤势恶化。例如，如果有人在球场上受伤，确保其他球员不会践踏伤者或引发更多事故。

（3）保持冷静：作为急救者，保持冷静是至关重要的。镇定下来有助于为伤者提供更有效的急救。

（4）提供心理安慰：与伤者交流并提供心理安慰。告诉他们你在场并将尽力帮助他们。

（5）止血：如果伤者出血，要采取措施来止血。使用压力绷带来包扎出血的伤口。

（6）固定受伤部位：如果有骨折或关节扭伤，应将受伤部位固定以防止进一步移动。使用绷带或支撑物来固定。

（7）冷敷或热敷：根据伤情的性质，冷敷或热敷可以用于减轻疼痛和肿胀。冷敷通常适用于急性伤害，而热敷适用于慢性疼痛或肌肉紧张。

（8）担架和转运：如果伤者无法行走或需要进行医疗评估和治疗，应准备好担架，并确保安全地将伤者转移到医疗机构。

在进行运动包扎时，最好有急救手册供参考。另外，接受急救培训是非常重要的，因为它能帮助你了解如何正确处理不同类型的伤害。

在一些情况下，急救可能无法提供足够的治疗，应尽快寻求专业医疗帮助。如严重骨折、头部损伤、心脏出现问题等。

# 二、运动包扎常用材料

## （一）绷带

绷带通常是用于包扎和固定伤口或受伤部位的重要材料。它们可以是弹性绷带（如压力绷带）或非弹性绷带（如纱布绷带）。

弹性绷带通常由柔软的材料制成，如棉布或纤维素。它具有伸缩性，可以轻松拉伸和包扎受伤区域，提供紧密的包扎和压力，有助于减轻肿胀和固定受伤部位。这种绷带在拉伸后可以自行黏附，无需使用胶水或其他黏合剂。常用于处理创伤、扭伤、拉伤、肌肉劳损、腕部和关节支撑以及其他轻度至中度的运动和日常生活伤害。它们还可用于包扎手指、脚趾和其他小部位的伤口。

和弹性绷带不同，非弹性绷带没有伸缩性，因此不会在包扎后产生紧束感或持续的压力。这使得它适用于需要提供支持但不需要额外施力的情况。例如，包扎创口、擦伤、瘀伤和其他小型伤口；包扎膝盖、踝关节或手腕，给关节提供额外的支持和稳定性；在施加石膏外套后，非弹性绷带可以用来固定和支持石膏，以确保骨折部位得到适当的固定；非弹性绷带可用于制作压力绷带，用于控制或减轻肿胀，这在处理静脉曲张、水肿或淤血等情况时非常有用；运动员和康复患者常常使用非弹性绷带来支持和保护受伤部位，同时允许有限的运动，这有助于预防二次伤害，并促进康复；在外科手术后，非弹性绷带可用于包扎手术区域，以保持切口的封闭和干燥。

## （二）绷带垫

绷带垫是放置在伤口上的柔软材料，用于吸收血液、保护伤口，并帮助绷带保持干燥。

## （三）医用胶带

医用胶带通常用于固定绷带、绷带垫或其他包扎材料。它们可以用于保持绷带的位置，但要确保不过紧。

## （四）肌贴布

肌贴布也称为贴敷贴、止痛贴或贴膏，是一种贴在皮肤表面的医疗用品，通常含有药物或其他活性成分，旨在通过贴在身体特定部位来提供治疗或缓解症状。这些贴布可以将药物中的成分渗入皮肤，以减轻疼痛、炎症、肌肉疼痛、关节疼痛或身体其他不适症状。

### 1.常见的肌贴布

（1）止痛贴片：这些贴布通常包含非处方药物，如布洛芬、阿司匹林、对乙酰氨基酚等，用于减轻局部疼痛和炎症。

（2）热敷贴布：这些贴布中包含一种能够在与空气接触时产生热量的化学物质，如铁粉。它们被用于缓解肌肉疼痛、肌肉紧张和关节疼痛。热敷可以促进血液循环，减轻肌肉痉挛，提供松弛感。

（3）冷敷贴布：与热敷相反，冷敷贴布包含一种能够在与空气接触时吸热的物质，如水。它们用于减轻肌肉或关节的肿胀、疼痛和炎症。冷敷可以降低组织温度，减少炎症反应。

（4）跌打损伤贴布：这些贴布通常含有一些草药成分，被用于治疗刺伤、跌打、瘀血或瘀伤。

（5）拔罐贴布：拔罐贴布包含一种能够产生负压的材料，用于模拟拔罐疗法。它们通常被用来缓解肌肉疼痛、改善血液循环和放松身体。

### 2．肌贴布的优点

（1）局部治疗：肌贴布可以直接应用于受伤或疼痛的部位，提供局部治疗。这使得它们非常适合处理特定区域的问题，如肌肉疼痛、炎症或刺激。

（2）缓解疼痛：肌贴布中的药物成分可以通过皮肤逐渐渗透到身体组织，从而缓解疼痛。这种透皮传递的方式可以减少药物在全身上的副作用。

（3）降低局部肿胀：某些肌贴布设计用于减轻局部肿胀和炎症。它们可以通过提供压力或冷却效应来帮助缩小血管和减少组织肿胀。

（4）提供支持：一些肌贴布具有弹性，可以提供轻微的支持和压力，对于受伤区域或关节的稳定性非常有帮助。这对于关节和肌肉的康复起着重要的作用。

（5）改善循环：肌贴布的应用可以改善局部血液循环，这对于促进康复和减少瘀血非常重要。改善血液循环有助于输送氧气和营养物质到受伤区域。

（6）方便使用：肌贴布易于使用，患者可以在医生或康复师的指导下使用，也可以在家中使用。使用它们之前通常不需要经过特殊的培训。

（7）长时间作用：一些肌贴布可以在数天内持续释放药物或成分，从而实现长时间的治疗效果，无需频繁更换。

（8）个性化治疗：肌贴布可以根据不同患者的需要进行个性化定制，以满足特定的治疗要求。

（9）减少药物摄入：与口服药物相比，肌贴布可以减少药物通过胃肠道进入体内的需要，从而降低了导致胃肠不适和出现其他副作用的风险。

## 第七节　运动项目的选择

挑选运动项目时，应根据个人的健康目标、体能水平和兴趣爱好来选择合适的运动项目。

# 一、常见的运动项目选择

## 1．有氧运动

慢跑和跑步：适合提高心肺功能和消耗热量。

骑自行车：促进心血管健康，锻炼大腿肌肉。

游泳：锻炼全身肌肉，减轻关节压力。

快走：适合初学者，提高心肺功能。

跳绳：促进心肺健康和身体协调性。

## 2．力量训练

举重：提高肌肉质量和力量。

哑铃和杠铃训练：针对特定肌肉群进行练习，如臂力和背部。

体重训练：使用自身体重进行训练，如俯卧撑、引体向上、仰卧起坐等。

## 3．柔韧性和伸展训练

瑜伽：提高柔韧性、平衡能力和身体意识。

普拉提：增强核心肌肉群稳定性和身体控制能力。

伸展运动：缓解肌肉紧张，预防受伤。

## 4．团体运动和比赛

篮球、足球、网球等：参加团体运动，锻炼社交技能和协作能力。

马拉松、铁人三项赛等：挑战自己，参加体育比赛。

## 5．冥想和放松练习

冥想：帮助减轻压力、提高注意力和维持内心平静。

太极和气功：提高身体的平衡力和促进能量流动。

## 6．户外运动

登山、滑雪、划船、钓鱼等：结合户外活动锻炼身体，享受大自然。

## 7．适应性运动

康复运动：针对受伤或康复中的人，帮助康复和恢复功能。

老年人运动：强度低、风险低，提高生活质量。

在选择运动项目时，考虑个人的目标、兴趣和生活方式非常重要。最好的运动是那些你喜欢并能够坚持的运动，因为持续性是保持健康的身体状态和改善体能的关键。同时，如果有任何健康问题或体能问题，建议在开始新的运动计划之前咨询医生或健康专业人士，以确保选择的运动适合个人的状况。

## 二、运动项目选择与肌肉类型的关系

挑选什么样的运动项目与肌肉类型密切相关，因为不同的运动可以针对不同的肌肉类型进行训练。主要的肌肉类型包括骨骼肌、平滑肌和心肌。

### （一）骨骼肌

#### 1. 力量训练

举重、杠铃和哑铃训练、引体向上、深蹲等都是用于锻炼骨骼肌的经典运动。这些运动可以增加肌肉质量和力量。

#### 2. 耐力训练

慢跑、骑自行车、游泳等有氧运动可以提高骨骼肌的耐力和心血管健康。

### （二）平滑肌

#### 1. 腹部收缩

做仰卧起坐、平板支撑和腹部滚动等运动可以锻炼腹部平滑肌，有助于练出更平坦的腹部。

#### 2. 呼吸训练

呼吸练习，如深呼吸和冥想，可以帮助平滑肌保持健康。

### （三）心肌

#### 1. 有氧运动

慢跑、骑自行车、游泳等有氧运动可以锻炼心肌，促进心血管健康。

#### 2. 高强度间歇训练（HIIT）

HIIT训练是一种高强度的短时间运动，可以有效锻炼心肌，锻炼心脏功能。

在选择运动时，考虑个体的健康目标和体能状况是非常重要的。有些人可能更关注力量和肌肉质量的增长，而另一些人可能更关注心血管健康或核心稳定性。

综合不同类型的运动可以有助于综合锻炼不同肌肉类型，从而获得全面的健康和体能。

## 三、气质类型和体育运动之间的关系

气质类型和体育运动之间的关系一直是一个备受研究和讨论的话题。气质类型是指个体在性格、情感和行为方面的独特特征。根据古希腊医学家大卫·休谟的分类方法，气质类型主要分为胆汁质、多血质、抑郁质和黏液质四种。每种气质类型都具有不同的特点，这些特点可能会影响个体对体育运动的兴趣、表现和偏好。理解气质类型与体育运动之间的关系有助于更好地选择适合的运动项目，提高体育活动的满足感，同时也有助于推动体育运动的发展。

### （一）不同气质类型的特点

**1. 胆汁气质特点**

具有高度自信和冒险精神。喜欢挑战和竞争。具有强烈的活力和动力。

**2. 多血气质特点**

开朗、社交能力强。具有好奇心和创造性。喜欢社交互动和交流。

**3. 抑郁气质特点**

谨慎、稳重。对细节要求高。情感较为内向。

**4. 黏液气质特点**

友好、亲和力强。具有同情心。情感较为稳定。

### （二）不同气质类型适应的体育运动

胆汁气质的人通常喜欢挑战和竞争，他们可能更适合参与高强度、竞技性强的体育项目，如激烈的球类比赛、越野跑、登山等。这些项目提供了刺激和竞争，能够满足他们的活力和冒险精神。

多血气质的人喜欢社交互动和交流，他们可能更喜欢团队体育，如篮球、足球、橄榄球等。这些项目提供了社交互动的机会，有助于满足他们的社交需求。此外，多血气质的人可能对新颖的、具有创造性的体育活动感兴趣，如舞蹈或极限运动。

抑郁气质的人通常谨慎、稳重，他们可能更喜欢个人体育项目，如游泳、网球、高尔夫等。这些项目注重技术和自我挑战，与抑郁气质的人的个性特点相符。他们倾向于追求个人成就，并在独自锻炼时感到更加舒适。

黏液气质的人通常友好、亲和力强，适合运动体操类运动。该气质类型的运动员在比赛中表现较稳定。他们享受与他人共享运动体验，并倾向于在支持性的社交环境中表现出色。

## 四、注意力类型和运动项目选择

注意力类型是一个复杂的心理特征，它反映了在感知和处理信息时的个体差异。根据不同的注意力特点，个体可能在体育运动中表现出不同的优势和偏好。理解注意力类型与体育运动之间的关系有助于提高运动表现、选择适合的运动项目，并更好地利用个体的潜力。

### （一）注意力类型

**1. 内向注意力类型**

喜欢深入思考和反思。较容易受到外部刺激的干扰。对细节有较高的敏感度。更容易产生焦虑和担忧。

**2. 外向注意力类型**

喜欢社交互动和外部刺激。较难以集中注意力在单一任务上。对新奇和刺激性的事物感兴趣。更容易表现出冲动和冒险的行为。

**3. 细节注意力类型**

喜欢分析和计划。注重事物的具体细节。更容易发现错误和不一致之处。对任务的完成要求高。

**4. 整体注意力类型**

喜欢抓住事物的整体图像。更容易感知事物的整体流动和趋势。对全局性信息更敏感。更容易处理多个信息源。

## （二）不同的注意力类型在体育运动中表现出不同的优势和挑战

### 1．内向注意力类型与体育运动

优势：内向的人在需要深思熟虑、策略性的运动项目中表现出色，如高尔夫球、射箭或象棋。他们能够集中注意力，分析情况，制定战术，并在需要时保持冷静。

挑战：内向的人在需要快速反应和社交互动的运动中会感到不适应，如篮球或橄榄球。他们更容易受到外部干扰，对于紧急情况的处理需要更多时间。

### 2．外向注意力类型与体育运动

优势：外向的人在需要社交互动和协作的团队体育中表现出色，如足球、篮球或排球。他们喜欢外部刺激，能够迅速适应变化的情况。

挑战：外向的人在需要长时间专注和独立思考的运动中感到不适应，如高尔夫或网球。他们更容易分心，难以维持长时间的集中注意力。

### 3．细节注意力类型与体育运动

优势：关注细节的人在需要精确技巧和计划的运动中表现出色，如射击、台球或击剑。他们能够注意到微小的差异并加以利用。

挑战：在快节奏的团队体育中，关注细节的人需要更多的时间来处理信息，也会因此感到压力。

### 4．整体注意力类型与体育运动

优势：关注整体的人在需要感知整体流动和协调的运动中表现出色，如游泳、舞蹈或体操。他们能够感知身体的整体动作和节奏。

挑战：在需要分析和策略性的运动中，关注整体的人需要更多时间来分析问题，会感到时间紧迫。

## 五、视野在运动选材中的作用

视野是人类感知世界的重要方式之一，它涉及眼睛、大脑和其他感官系统的协同工作。在体育竞技中，视野不仅仅是看到比赛和对手的手段，还直接影响着运动员的表现和反应能力。

## （一）视野对于个体在运动中的空间感知至关重要

运动员需要通过视野来判断物体的位置、距离和运动方向。在球类运动中，例如篮球或足球，运动员必须迅速而准确地感知球的位置以作出反应。

## （二）视野也有助于个体感知运动的速度和方向

在赛车、田径或水上运动中，运动员需要通过视野来感知自己和对手的运动状态，以制定战术和调整动作。

运动员必须能够通过视野准确识别目标，无论是球、对手还是其他物体。这对于射击、击剑、弓箭等精准运动尤为重要。

在团队体育中，视野对于运动员的战术决策至关重要。运动员必须通过视野来识别队友和对手的位置，制定战术并选择最佳的传球目标。这在足球、篮球、橄榄球等比赛中都起着关键作用。在某些个人竞技体育中，视野也影响着策略决策。例如，在高尔夫比赛中，选手需要通过视野来评估球的位置、距离和地形，以选择最佳的球道和击球方式。视野还与个体的反应速度和准确性相关。运动员必须迅速作出决策，例如抢断一只足球、击打一只网球或避开一个对手。视野训练有助于提高反应速度和准确性。

## （三）视野与手眼性协调密切相关，尤其是在需要精确控制运动器械或球类的运动项目中

例如，棒球击球手需要通过视野来准确击打飞速而曲线的投球。视野对于个体的姿势和平衡控制也有影响。运动员必须通过视野来感知身体的位置和运动状态，以保持平衡并执行各种动作，如滑雪、冰球和滑板运动。

视野训练是提高运动员视觉能力的一种重要方法。通过不同类型的视野训练，运动员可以改善他们的感知、决策和动作执行能力。这种训练可以包括以下内容：

### 1. 眼球运动训练

眼球运动训练有助于提高个体的眼球控制能力，使其能够更快速、准确地扫描周围环境。这对于感知运动和目标至关重要。

### 2. 反应速度训练

反应速度训练可以帮助运动员更快速地作出决策和反应。这可以通过视觉刺激

的训练来实现，如快速识别目标或模拟比赛情境的训练。

### 3．视野扩展训练

视野扩展训练有助于提高个体的视野范围，使其能够更全面地感知周围环境。这对于团队体育中的战术决策和个人竞技中的目标识别都非常重要。

第八节 ## 骨龄与运动选材之间的关系

骨龄是一个指示骨骼生长和发育状态的生理特征，通常与实际年龄存在一定的差异。在体育领域，骨龄的评估已经成为一项重要的工具，用于确定运动员的生理适应性、发展潜力以及运动项目的选择。

骨龄的评估通常采用X线片或骨密度扫描等医学成像技术。这些方法允许医生确定个体的骨骼发育水平，并将其与其生物年龄进行比较。骨龄评估结果通常以年龄为单位表示，例如，一个15岁的运动员的骨龄可能是13岁，表明他的骨骼生长较慢。

### （一）骨龄对运动表现有多方面的影响

#### 1．生理适应性

个体的骨龄可以影响他们的生理适应性。在生长发育期，骨骼和肌肉系统发展不够成熟，这会影响某些运动技能的执行。例如，一个骨龄较小的运动员在力量型运动项目中表现较差，因为他的肌肉和韧带未完全发育。

#### 2．伤害风险

骨龄较小的运动员更容易受到运动相关伤害的影响。由于骨骼系统未完全发育，运动员在高强度运动中受伤的风险较大。这需要特别注意，尤其是在青少年运动员中。

#### 3．训练方法

骨龄信息对于运动员的训练方法至关重要。根据个体的骨龄，教练可以调整训练计划，以确保运动员的身体得到适当的发展和保护。例如，对于骨龄较小的运动员，应该强调基础训练、技术细节和逐渐增加的强度，以确保他们的骨骼正常发育。

## （二）骨龄对运动选材产生影响

以下是骨龄与运动选材之间的关系：

### 1．早熟与晚熟

运动选材时，早熟和晚熟的个体会面临不同的挑战。早熟的运动员在生理发育上领先于同龄人，但他们也可能在长期发展方面受到限制。晚熟的运动员需要更多的时间来发展，但在长期发展中可能具有更大的潜力。

### 2．年龄组别

运动组织通常根据年龄组别进行比赛和选拔。骨龄信息可以确保运动员参加适当的年龄组别比赛，以提供公平竞争并保护身体健康。

### 3．个体差异

虽然骨龄是一个重要的考虑因素，但不应该是唯一的选材标准。个体的技术、体能和兴趣也应该纳入考虑，以确保最合适的运动员被选中。

骨龄信息应该被运动员、教练和家长充分利用。

## （三）科学利用骨龄信息的建议

### 1．个体化的训练计划

根据运动员的骨龄，制订个体化的训练计划。对于骨龄较小的运动员，应强调基础技能和逐渐增加的强度，以确保身体得到充分发展。对于骨龄较大的运动员，可以更多地注重高强度训练和竞技性比赛。

### 2．定期评估

定期进行骨龄评估，以监测运动员的生长发育状态。这有助于调整训练计划，并及时应对潜在的伤害风险。

### 3．教育和沟通

运动员、教练和家长应该受到相关骨龄信息的教育，以更好地理解其重要性。同时，建立开放沟通渠道，以便讨论和解决与骨龄相关的问题。

骨龄与运动选材之间存在着紧密的联系，它直接影响运动员的生理适应性、发展潜力和运动项目的选择。理解骨龄的重要性对于确保运动员的身体健康和提高运动表现至关重要。掌握骨龄信息可以有助于制订更科学的训练计划，确保运动员在体育运动中获得最佳的发展机会。然而，应该注意，骨龄只是运动选材的一个因素，个体的技能、兴趣和体验同样重要，综合考虑这些因素才能更全面地评估和培养运动员的潜力。最终，运动的目标是促进个体的身体健康、技能水平和竞技表现，同时确保他们在体育运动中获得乐趣和满足感。

## 第九节 运动处方

运动处方是一种由医疗专业人员制定的、针对不同个体的体育锻炼建议。根据服务的人群不同，运动处方可以分为健身运动处方、治疗运动处方和康复运动处方。健身运动处方以健康人群和慢病风险人群为服务对象，主要目的是提高健康体适能、避免运动损伤。治疗运动处方和康复运动处方以慢病人群、运动损伤人群和围手术期人群为主要服务对象，目的是治疗、改善和康复疾病。这些处方通常是根据患者的健康状况、身体状况和特定的治疗或健康目标而制定的。制定运动处方的主要目的是通过有计划和个性化的体育锻炼来改善患者的健康状况、预防疾病或康复治疗。

## 一、运动处方的主要内容

运动类型和频率：确定适合患者的具体体育活动类型，如散步、慢跑、游泳、瑜伽等，以及每周进行活动的频率和持续时间。

强度：规定运动的强度水平，通常根据心率、最大耗氧量（$VO_{2max}$）、感知的努力程度或其他测量标准来衡量。

持续时间：确定每次运动的时间长度，可以是每次活动的总时长，也可以是每周的累计时间。

进步计划：制订一个逐渐增加运动强度和持续时间的计划，以帮助患者逐渐适应更高水平的体育锻炼。

安全和健康注意事项：提供关于运动安全性和与潜在健康问题相关的注意事

项，以确保患者的安全。

监测和评估：规定定期监测患者进展的方法，通常包括定期检查、测量健康指标（如体重、血压、心率等）以及评估运动对健康状况的影响。

## 二、国外运动处方的现状

美国是运动处方领域的先行者之一。美国运动医学协会（American College of Sports Medicine，ACSM）制定了广泛采用的运动处方指南。这些指南根据个体的健康状况和目标，提供了具体的运动建议，包括有氧运动、肌肉强度训练和灵活性锻炼等。

英国国民健康服务（NHS）提供了运动处方计划，旨在帮助患者改善健康状况，并减轻对医疗系统的压力。医生可以将患者转介至临床干预机构，由专业的运动治疗师制订个性化的运动计划，包括定期锻炼和康复。

加拿大的运动处方计划也得到了广泛的应用。医生、物理治疗师和运动医学专家一起合作，制定适合患者的运动计划，以帮助他们管理慢性疾病、康复受伤和改善生活质量。

澳大利亚的运动处方计划侧重于康复和改善生活方式。患者可以通过医生或其他健康专业人员的转介，获得个性化的运动建议，包括定期锻炼、改善饮食和心理健康支持。

总的来说，传统的运动处方通常包括一般性的健康建议，例如每周至少进行150分钟的中等强度运动，但未能考虑到个体的特定需求和目标，因此效果有限。此外，传统的运动处方缺乏个性化，往往无法激发个体的兴趣和动力。先进的运动处方模式的核心理念是个性化。它们以个体的生活方式、健康状况、家族史、基因型等多个因素为基础，对每个人进行全面健康评估。这种评估涉及高度精确的生物测量、基因分析和健康监测设备的使用，以获取关键信息。

一旦获得了足够的数据，运动处方模式就会利用机器学习和人工智能技术来分析这些信息，通过算法的帮助，它们可以生成个性化的运动建议，以确保最大程度地满足每个人的需求。这些算法考虑了多个因素，包括年龄、性别、体重、健康状况、目标和时间可用性。

先进的运动处方模式并不仅仅关注传统的有氧运动，如跑步和游泳。它们也考虑到肌肉强度、柔韧性、平衡和核心力量等因素。这些模式可以为个体提供多样化的运动建议，以确保全面的健康。例如，某人可能会被建议进行瑜伽、重力训练和有氧运动的组合，以满足他们的特定需求。

国外的运动处方模式如今已经应用在多个领域，比如医疗保健领域，医生可以根据患者的特定状况为其制定个性化的运动处方，从而帮助管理慢性疾病、康复和提高生活质量。例如，对于患有心脏病的患者，运动处方可以帮助恢复心脏功能，降低心脏病风险。此外还为个人提供了自我管理的工具，使得个人能够更好地理解自己的健康状况，追踪进展并制定可持续的健康目标。通过手机应用程序、健康跟踪器和在线平台，个体可以随时随地访问他们的运动处方和进展报告。

这些做法的优势是：每个人的身体状况和目标都不同，因此通用的建议并不总是适用。这些模式能够根据个体的需求和能力量身定制运动计划，提高了成功的概率。由于个性化的性质，运动处方模式通常比传统的建议更加有效。这些模式将重点放在个体最需要的领域，从而更容易实现预期的健康和健身目标。知道自己的运动计划是根据个人需求制定的，可以增强个体的动力。这意味着他们更有可能坚持下去，从而长期受益。

运动处方模式对于预防和管理慢性疾病具有巨大的潜力。通过减少慢性疾病的风险因素，如肥胖和高血压，这些模式可以在健康管理中起到关键作用。此外，对于已经患有慢性疾病的人来说，个性化的运动处方可以帮助管理疾病，改善生活质量。

# 三、制订计划

制订一个有效的运动处方计划，需要综合考虑患者的健康状况、目标和生活方式等因素，主要包括以下几个方面。

## （一）健康评估

制订运动处方计划的第一步是进行全面的健康评估。这个评估包括以下关键方面：

### 1. 基本生理参数

首先，需要测量患者的基本生理参数，包括身高、体重、体重指数（BMI）、血压、心率等。这些数据提供了关于患者当前身体状况的重要信息。

### 2．健康状况

医疗专业人员应该详细了解患者的健康历史，包括有无慢性疾病患病史、手术历史、药物使用情况、过敏药物等。这有助于确定潜在的健康风险和制订安全的运动计划。

### 3．运动历史

了解患者的运动历史对于制订合适的运动处方至关重要。这包括以前的运动经验、锻炼频率、个人喜好和运动能力等方面的信息。

### 4．目标设定

患者的健康目标应该明确设定。这些目标可以包括减轻体重、改善心血管健康、增强肌肉力量、提高身体灵活性、康复受伤或减轻压力等。目标应该具体、可衡量和可实现。

## （二）个性化计划

根据健康评估和目标设定，制定个性化的运动处方计划。以下是制订计划的关键要点：

### 1．运动类型

选择适合患者的运动类型。这可以包括有氧运动（如散步、慢跑、游泳）、肌肉强度训练、灵活性锻炼（如瑜伽或普拉提）等。运动类型应根据患者的目标和喜好来确定。

### 2．运动强度

确定运动的强度水平。这可以根据个体的最大心率、最大耗氧量（$VO_{2max}$）、感知的努力程度或其他测量标准来衡量。运动处方应明确指出运动的强度要求，以确保患者达到预期的效果。

### 3．频率和持续时间

规定每周进行运动的频率和每次运动的持续时间。这取决于患者的目标和当前的体能水平。一般建议每周至少进行150分钟的中等强度有氧运动，或75分钟的高强度有氧运动，以及2～3次肌肉强度训练。

### 4．休息和恢复

休息和恢复同样重要。运动处方应包括适当的休息时间，以减少过度训练的风险。患者应被鼓励根据需要休息，并在疲劳或受伤时停止运动。

## （三）进展跟踪

运动处方的制订不是一次性的，而是一个持续的过程。监测和跟踪患者的进展对于调整运动计划、确保目标的实现非常重要。以下是跟踪的方法：

### 1．定期健康评估

定期进行健康评估，包括测量体重、血压、心率等生理指标。这有助于了解患者的健康状况如何受到运动的影响。

### 2．体适能测试

进行体适能测试，以评估患者的运动能力和进展。这可以包括有氧耐力测试、肌肉力量测试和柔韧性测试等。

### 3．反馈和调整

根据监测结果，提供反馈并调整运动处方。如果患者达到了既定的目标，可以考虑增加运动的强度或持续时间。如果患者遇到问题或不适，应根据需要进行调整，以确保安全和有效的锻炼。

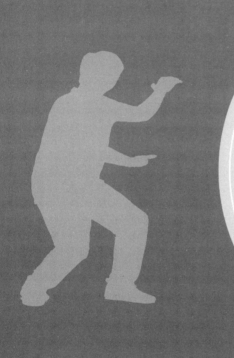

第三章

# 身体各部位常见运动损伤及功能康复

## 腰部损伤及功能康复

## 一、腰部损伤

腰部在对抗性体育活动中经常容易受伤，这种损伤多半发生在肌肉上或脊椎骨。

### （一）腰部的扭伤

腰部扭伤在竞技运动中经常发生，通常会影响肌肉，不会导致严重的组织损伤。然而，即使是轻微的扭伤，如果周围肌肉不能有效支撑其力量，可能会导致椎骨突起和棘上韧带的损伤，甚至骨折。在这种情况下，需要立即到医院进行X线检查。

扭伤通常伴随一些症状，比如局部区域会在短时间内出现疼痛和压迫感，腰部活动时可能会感到中等程度的疼痛。几小时后，周围肌肉群可能会出现受限制感，导致肌肉痉挛。在这种情况下，确定伤害是扭伤还是拉伤是相当困难的。

### （二）腰部的挫伤

腰部挫伤与拉伤的发生机制相似，但挫伤后周围肌肉会出现二次反射性肌肉痉挛，因此要与拉伤相区别。

腰部最容易挫伤的是棘上韧带，位于棘突前端，症状是韧带的上部以及与棘突连接的部位有疼痛感。运动时，腰部的主动和被动伸展可以有助于放松棘上韧带，避免疼痛。

### （三）腰部的肌肉拉伤

腰部的肌肉拉伤是指腰部区域内的肌肉受到损伤或扭伤的情况。这种情况通常涉及与腰部相关的肌肉群，如背长肌、腰肌、腰方肌等。因为脊柱多数是由5个骶骨融合成1个骶骨，这个区域的肌肉会进行非常复杂的活动来保持直立，所以很容易拉伤。

肌肉拉伤的主要原因有：肌肉疲劳、肌肉柔韧性不足、腹肌和背肌的不平衡以及腘肌柔韧性不足。

## （四）腰椎分离症

腰椎分离症是指椎骨后部的椎弓的上下关节突起之间的部分发生骨缺损，从而导致椎弓的连续性中断。这个骨缺损通常出现在腰椎（尤其是第五腰椎）或颈椎区域，使得椎骨的稳定性受到影响。

腰椎分离症可能与腰痛以及其他与脊椎稳定性有关的症状有关，尤其是在患者进行活动时会加重这些症状。这种疾病通常与反复施加在脊椎区域的应力或损伤有关，尤其是在体育活动或其他活动中，这些施加的应力可能导致疲劳性骨折，最终导致椎弓的骨缺损。

## （五）腰椎滑脱症

腰椎滑脱症是指椎骨下滑到下一个椎骨的位置，或面向骶骨（第五腰椎），或者向前滑出的状态。虽然这种情况有时伴随着脊椎分离症，但这里讨论的是非脊椎分离症造成的由椎间关节和椎间盘的异常形态而引起的脊椎不稳定，也被称为活性或伪装性脊椎滑脱症。

这种情况最常发生在第五腰椎和第一骶椎之间，症状与脊椎分离症非常相似，但通常还伴随着臀部和大腿部的放射状疼痛，以及坐骨神经受压和下肢感觉神经的麻痹症状，以及腰椎前屈的增强。

## （六）椎间盘突出

椎间盘突出指的是椎间盘承受过多的压力以及纤维环的不良状况，导致胶质状的骨髓核从椎间盘的周围向四周突出，进而刺激神经并引发损伤。椎间盘存在于颈椎、胸椎和腰椎，但椎间盘突出最常见于腰椎区域。

在腰椎区域，第四腰椎和第五腰椎之间以及第五腰椎和第一骶椎之间的椎间盘是发生椎间盘突出频率最高的部位。因此，受影响的神经通常是第四腰髓神经和第五腰髓神经，以及第一骶髓神经。一旦这些神经受到刺激，患者通常会出现明显的腰痛和坐骨神经痛症状。

## 二、腰部功能的恢复

腰部功能的恢复首先要减弱反向状态、腰部和髋关节的紧张以及增加其活动范围。要注意，缓解紧张比腰部强化更重要。缓解紧张包括背部、体侧的伸展、髋关节的伸展和大腿部内收肌的伸展。

只有充分伸展之后，扭腰和活动髋关节的治疗才能进行。需要注意的是，腰部伸展运动和治疗都是要在没有疼痛感的前提下才能进行。

腰部紧张得到缓解后，应开始进行腰部肌肉的强化。这种强化包括背部肌肉、腹部肌肉的强化。

腰痛通常是因腹肌与背肌的不平衡造成的，因为不平衡就不能维持正常的姿势。然而，强化训练不应仅限于腹肌和背肌，也需要考虑躯干的整体强化。

治疗应该以加强腹部、体侧、背部和髋关节的肌肉为目标，但必须确保腹肌和背肌之间的平衡，不可让其中一方过于强化。在进行髋关节的治疗时，应从无负荷的情况开始，逐渐增加负荷。

## 三、锻炼前后的辅助性治疗方法

在进行锻炼前，可以在计划锻炼的部位进行热敷或热药敷，以减轻锻炼带来的刺激，同时增强锻炼效果。锻炼后，可以进行适度的放松按摩，但要注意不要持续时间过长，以免减弱锻炼效果。通常每个部位按摩3~5分钟就可以了。

## 四、膳食调节

在康复训练和治疗期间，患者应多吃富含蛋白质的食物，以快速恢复肌肉力量。除此之外还要多吃富含维生素$B_1$、维生素$B_2$、维生素C的食物，用以营养神经、降低局部刺激征。

第二节 ## 腰椎间盘突出的治疗和恢复

腰椎是人体呈直立姿势时的重心所在，同时可进行屈伸、侧弯、旋转等六个方向的三维运动，所以任何腰部外伤都可能影响三维运动，再加上时间的推移，就可能形成腰椎间盘突出。

腰椎间盘突出患者通常因明显的腰腿症状而就诊。诊断过程中会发现他们的腰腿肌力和腿部柔韧性都有不同程度的下降。

这种现象通常与长期卧床或过度卧床有关，因为过长时间的卧床容易导致腰部肌肉废用性萎缩、肌力减退，从而降低腰部的稳定性、椎部间隙扩大，最终引发腰部三维运动的异常变化。随着时间的推移，这种情况可能会导致腰椎间盘突出。

而椎间盘突出对相应的神经肌肉施加了压力，从而影响了腿部柔韧性，让人不得不减少腿部活动，这样又导致腿部肌力减弱。虽然卧床可以在短期内缓解症状，但这样会持续减弱肌力，导致患者在直立后症状反复出现，甚至更加严重。

在对一些病情已经得到明显缓解且效果稳定的患者进行影像检查时，大多数患者的椎间盘仍然存在突出的情况。针对这种情况，治疗时的重点应该集中在患者患侧腰腿的功能上。

在对一些症状已经消失的患者进行影像检查时，大多数患者的椎间盘仍然存在突出的情况。针对这种情况，治疗时的重点应该集中在恢复患者患侧腰腿的功能上。

即便是经过手术治疗的患者，根据观察和相关资料的查询，手术治疗虽然可能取得成功，但仍然存在一些潜在的问题，包括椎体稳定性下降、椎体负荷的改变导致骨关节疾病、未切除部分负担增加引发劳损和退变，以及瘢痕增生可能导致类似间盘突出的神经卡压症状。

多年来，通过不断的研究和总结，治疗腰椎间盘突出的方法——利用生物力学原理来恢复患侧腰腿功能，已经获得了令人们满意的治疗效果。

## 一、腿部的恢复方法

恢复患侧腿部肌力的锻炼可以分为以下几个阶段：扶物单腿站立、单腿站立、单腿半蹲起、单腿全蹲起、负重单腿半蹲起和负重单腿全蹲起。根据患者的病情和患腿肌力状况，可以选择适当的阶段进行锻炼，然后逐渐增加难度。每个阶段的锻炼建议每组进行12次，每天进行3~4组，每天进行3~4遍。

恢复患腿的柔韧性，可以采取以下锻炼方法：腿抬高至膝关节后部，直到膝关节后部出现轻微的牵拉感，然后保持该姿势1~2分钟，休息2分钟后再进行第二组。以这样的间隔，每天进行3~4次练习，逐渐过渡到脚背伸展的直腿抬高。关键是要遵循逐渐增加的原则，确保被牵拉部位没有微痛感，同时要避免明显的牵拉痛，以免造成伤害并影响治疗效果。

## 二、腰部肌力恢复的方法

根据患者腰部肌力情况，可以将肌力康复分为初级、中级和维持阶段。

初级适合腰腿症状明显、长时间卧床，以及有三维运动障碍的患者。首先，采用小负荷腰部肌力锻炼，如患者可以平躺在床上，将下肢悬挂在床的边缘，将下肢伸直缓慢向上抬（即腰背伸展动作）。如果做这个动作感到吃力，可以在脚部放一个小凳子。每组做12次，做3~4组，每组之间休息2~3分钟。每3~4小时重复一遍，每天3~4遍。

中级适合腰腿症状较轻，三维运动中有两维运动不受影响，或者初级锻炼3~4天后没有明显刺激反应的患者。可以在初级锻炼的动作上增加一点腿部负重，或者采用站立姿势，弯腰提拉负荷至直立位。负重从5千克开始，然后逐渐增加。

维持阶段适用于已经取得明显成效的中级腰部肌力锻炼者，旨在增加腰部的三维运动范围。

上述所有锻炼都要坚持循序渐进和系统性（重复刺激）的原则，通过每次锻炼后和第二天早起时的腰部感觉来指导我们的锻炼。如果连续两天都没有感到明显的不适，那就需要增加锻炼的难度和负荷。如果出现了明显的疲劳感，就需要减小难度和负荷。

特别值得注意的是，在每天早晨起床前，应该先进行锻炼再下床，以增强腰部的稳定性，从而预防症状的反复出现。

## 一、胸锁关节损伤

胸锁关节损伤常因外力撞击局部或局部肌肉劳损所致,在进行体育活动时的发生率较低,常见的原因有以下几种。

### (一)胸锁关节的挫伤

在进行体育活动时,发生胸锁关节损伤的概率很低。而以下情况可能会导致胸锁关节损伤:

肩部朝外旋时不慎用肘部着地摔倒,或者横向摔倒时,肩部会受到强烈的冲击。

肩部朝前方受到推力,导致胸锁关节受到挤压。

锁骨区域受到直接冲击。

手臂在主轴上被拉伸并夹紧。

需要注意的是,尽管这些情况可能导致胸锁关节损伤,但在进行体育活动时正确的姿势和防护措施可以降低发生这种损伤的风险。

### (二)锁骨的撞击伤

锁骨与皮肤之间几乎没有肌肉和脂肪作为保护,因此很容易受到损伤。在进行体育活动时,为了保护这个脆弱的区域,建议直接贴上膏贴。当锁骨受到直接冲击时,应立即就医确认是否骨折。

### (三)锁骨的骨折

这是最常见的骨折类型之一,占所有骨折的10% ~ 15%。在以下这些情况下,可能会出现骨折:摔倒时肩部外旋并用肘部着地、横向摔倒时肩部受到的强烈冲击传递到锁骨上、直接冲击锁骨区域。

## （四）肩锁关节的挫伤

肩锁关节的挫伤可能由多种外部力量引起，其典型机制如下：

摔倒时肩部触地，肩峰受到外力的冲击。

在伸展肘部的状态下，例如用手或肘部支撑身体时，关节窝和肩峰受到了向后挤压的力，从而引发损伤。

## （五）肩关节的脱位

肩关节的脱位常发生在激烈的对抗性体育运动中，例如足球运动。在这种情况下，通常会出现肱骨向前方滑出肩关节的现象，形成前方脱位，而约60%的情况会演变成习惯性脱位。这种易于发生脱位的原因在于肩关节的关节窝非常浅，只能容纳肱骨的关节头，因此容易失去稳定性。一般而言，当手臂向外翻转90°以上并受到外旋力时，就可能导致肩关节脱位。

## （六）冲突症候群

肩峰下腔的软组织慢性疾病就是冲突症候群，也被称为外伤性肩病。这种病症通常与需要将手臂在肩膀水平线以上使用的活动（例如游泳、棒球的投球等）有关。患有这种症状的运动员在运动中或运动后可能会感到肩关节疼痛。

早期阶段可以发现肩袖的冲突症候群损伤，因此一般采用保守疗法进行治疗。保守疗法主要包括休息、正确的手臂使用指导、冷敷和热敷等。为了预防棒球投手肩部的损伤，有必要接受正确的投掷动作指导。此外，进行充分的准备活动也很重要，可以包括在伸展体操训练中加强肩部多个肌肉群的力量。

如果游泳运动员出现了这类损伤，应立即减少游泳距离并改变游泳技巧。对于其他需要投掷动作的项目，也应考虑使用不同的技术动作进行训练，而不是过度用力投掷。最后，一定要在练习后进行冷敷，可以有助于减轻肩部疼痛和炎症。

# 二、功能康复

肩部功能的康复旨在恢复肩膀的可动范围和肌肉力量。

可动范围的恢复通常采用活性化疗法，同时使用静力训练方法以减轻疼痛。一旦患者具备足够的力量，可以考虑使用弹力带进行主动肌肉力量的增强训练。特别需要有意识地加强肩部后侧肌肉的力量。

肩周炎是以肩关节疼痛和活动不便为主要症状的常见病症，常见于中老年人。在过去，患者通常被动地接受治疗，治疗周期较长，复发率较高。经过不断的实践和研究，临床治疗时，治疗方案以医生治疗为主，患者积极参与，即"以恢复肩关节的三个功能为主来治疗肩周炎"。70名患者使用该治疗方案进行了治疗和观察，效果令人满意。

其中很多患者从前都接受过一种或多种治疗方法，虽然疼痛有所减轻，但由于肩关节的三个功能恢复不佳，停止治疗后疾病会再次复发。将前来就诊的患者进行了三个肩关节功能的检查，三个功能分别标记为A、B和C。

A功能检查：病人将患侧的上臂绕过胸前，尝试触摸到健侧肩胛骨，并将触摸结果与健侧上臂的触摸相比较，然后记录下触摸的结果。

B功能检查：患者将患侧上臂绕过头部，试图触摸到健侧耳朵，确保头部处于解剖位置，然后比较两侧的触摸功能，并详细记录下触摸的结果。

C功能检查：患者将患侧臂放置后背并上抬，试图触摸到健侧肩胛骨下角，然后比较两侧的触摸结果，并详细记录下触摸的结果。在治疗中，发现这一功能的恢复速度相对于其他两项较慢。

基于恢复三个肩关节功能之上，具体的治疗方法如下：

在患侧肩部，首先进行轻至中度的揉捏按摩，以帮助局部肌肉松弛，持续时间为3~5分钟。

接下来，对A、B、C不同问题进行针对性治疗。

如果A功能存在问题，可以进行以下步骤：让患者患侧的上臂触摸到健侧的肩胛骨。当在做这个动作中明显感到疼痛时，将肢体固定在这个疼痛的位置，确定疼痛点，并使用垂直于肌肉纤维方向的拨离手法，力度应足够以感觉到肌束在手指下滑动为准，同时要确保病人能够忍受。

来回拨离5~10次，停止拨离后，病患的疼痛感会减轻或消失。然后，再增加患侧肩部的活动范围，当再次感到疼痛时，再次固定在这个位置，确定疼痛点，然后重复上述治疗步骤。为了确保患者每天都能接受治疗并缩短康复期，最好不要连续进行超过两次在同一功能位上的按摩，防止出现局部皮肤和皮下组织受损的情况，影响第二天的治疗。同时，也要避免在一次治疗中过度拉扯粘连部位，以免引发新的损伤。

对于B和C功能的问题，可以采用类似的方法进行有针对性的治疗。在功能位的拨离结束后，可以让肩部处于松弛状态，然后进行肩部的放松按摩，持续3～5分钟。

为了确保改善的功能能够持续到下一次治疗，我们会要求患者在平常做一些有针对性的医疗体操。这些体操旨在应对疼痛导致的关节活动减少、肌肉萎缩以及韧带短缩粘连等问题。基于改善短缩韧带的原则，我们设计了一套医疗体操，它们不仅有助于巩固康复效果，还能改善肩关节功能。患者一旦掌握了这些医疗体操，可以在肩部感到不适时进行锻炼，以预防复发。以下是这些医疗体操的方法：

肩部高举操：将患侧臂向前平举，抓住门框或放在相同高度的物体上，然后缓慢下蹲。当出现疼痛感时，维持这个姿势2分钟。

肩部旋转操：患侧用手抓住正面稍高于肩的物体，然后以患肩的纵轴为中心，将健侧肩向前转至该侧手下，缓慢下蹲。出现疼痛感时，维持2分钟。

肩部屈伸操：患侧的臂在屈肘的情况下抓住身后的某个物体，然后缓慢下蹲。出现疼痛时，维持这个姿势2分钟。

肩关节的放松和增强肌力的运动：负重的前屈、后伸、内收、外展、绕环等运动，幅度应适中，不要引起局部明显疼痛。

除此之外，患者在睡觉前可以对患处进行热敷，白天患部应保持温暖。前三种锻炼方法有助于增加和巩固A、B、C三个功能，而最后一种锻炼是一种积极的放松运动。为了提高锻炼的效果，应1.5～2小时就完整重复一次上述的医疗体操，锻炼的质量将直接影响疗程的持续时间。

## 第四节 肘关节损伤及功能康复

## 一、肘关节损伤

### （一）肘关节的骨折

肘关节骨折通常发生在身体摔倒时用手来支撑身体，因为强大的反作用力会传递到肘部，从而引发骨折，与此同时，前臂和腕关节也可能会出现骨折。相比成人，儿童和成长期的孩子更容易出现这种情况。肘关节骨折有时能看出，有时看不出，最常出现的症状是瘀血、肿胀和肌肉痉挛。

## （二）肘关节的脱位

肘关节的脱位一般是摔倒时肘处于过度伸展的状态，摔倒后又用肘来支撑身体造成的。这会导致前臂的桡骨和尺骨在前、后或侧向上脱离正常位置。最常见的脱位类型是肘尖骨的异常位移——肘尖向后突出。在这种情况下，神经和血管也可能受到损伤。

## （三）肘关节的肌肉拉伤和扭伤

肘关节的急性肌肉拉伤一般是因为摔倒时手臂伸出、肘部过度伸展造成的，如果这种情况反复发生，轻度损伤可能会逐渐发展成慢性损伤。

肘关节的扭伤则是由于肘部过度伸展和前臂外旋所引起的。患者属于肌肉拉伤，还是关节扭伤，应该由医生进行诊断。

## （四）上髁炎

上髁炎是一种发生在肌肉和筋膜连接到上髁骨区域的炎症，常见于那些反复进行前臂反扭动作的运动员，属于慢性损伤。根据不同的体育运动项目而被称为投球肘、网球肘、标枪肘或高尔夫肘。尽管名称不同，但实际上这些损伤的位置、症状和情况非常相似。患者通常会感到肘部的外侧和内侧疼痛，上髁部位可能会有压痛感，有时也可能出现肿胀。此外，当扭动肘关节时，患者可能会感到极度的疼痛。

# 二、诊断与功能恢复

### 1. 诊断方法

在检查肘部损伤时，应按以下步骤进行：

了解和问诊：了解病人在哪个部位感到疼痛，以及受伤的方式。询问详细的症状和情况。

进行比较：将受伤的肘部与没有受伤的肘部进行比较，观察是否有肿胀、疼痛、变色或温度差异。

主动活动：要求运动员自己尝试移动肘部，与没有受伤的肘部进行可动范围的比较。

检查触痛点：用手触摸肘尖、肘部两侧以及稍上方，检查是否存在触痛点。

进行相似方向的活动：让患者模仿受伤时相同的方向进行一些活动。但注意，如果怀疑是骨折或脱位，切勿进行这些活动。

### 2. 康复方法

肘部的康复主要关注可动范围的恢复和肌肉力量的强化。可动范围的恢复通常集中在腕关节的屈曲和伸展。肌肉力量的强化则包括腕关节的屈曲、伸展、尺屈、挠屈，以及前臂的旋内和旋外动作、肘部的屈曲和伸展。

肘部的活动主要依赖于前臂和腕关节的复杂动作，所以在肌肉力量强化训练的同时也要强化前臂、腕关节和手。需要注意的是，进行上述锻炼时，受伤部位如有不适，应立即调整锻炼的角速度或负荷量，以确保适宜程度。

如果在进行过抗阻离心性等动态锻炼，当晚或第二天早上，受伤部位出现较明显的痛感，也应及时调整锻炼的角速度或负荷量。

实践证明，按照上述方案每隔3~4小时进行一次锻炼效果更好。然而，锻炼的间隔时间不应小于2小时，每组锻炼的次数不应超过15次，否则可能导致延迟性肌肉酸痛（DOMS）并减弱肌力的锻炼效果。可以在锻炼的间隙进行冰敷，有助于巩固锻炼效果。

如果在锻炼时加上支持带的辅助，则会在有效的前提下避免再次损伤。支持带的包扎和固定方法如下：在前臂和上臂的中段横贴两条固定带。

制作限制支持带，将一条较短的胶带粘在一条较长的固定带中间。较长的固定带的长度，应该足够在肘部活动到限制位时，能交叉贴在前述的两条固定带上。

## 第五节 髋关节损伤及治疗方法

### 一、髂骨嵴损伤

髂骨嵴是骨盆最容易受伤的区域，从髂骨前上棘开始向后一直到髂后上棘都属于髂骨嵴。这一区域有庞大的肌肉群，外缘从臀大肌、阔筋膜张肌和缝匠肌开始，然后延伸至下肢，内缘则是脊柱和腹外斜肌。

髂骨嵴最常见的损伤是挫伤。但初次受伤时，应仔细检查以排除骨折等严重损伤。

除了挫伤之外，还可能发生涉及肌肉止点的捩伤和撕脱性骨折，因此在检查时还需注意损伤的范围。最常见的捩伤是在髂骨嵴内缘部止点上腹外斜肌的撕裂，严重情况下可能伴有该部位的撕脱性骨折。这种情况通常是由于身体躯干在极度旋转位突然反向用力转体引起的，如投掷标枪时的突然转体动作，因为腹斜肌在极度紧张的情况下旋转会导致腹斜肌忽然收缩，从而引起损伤。

曾有这样一个病例：患者在转体时突然感到髂骨嵴区域的疼痛，同时失去了正常的活动能力。几个小时都只能弯腰行走，无法站直。在对这种外伤进行触诊检查时，不能仅仅依赖压痛作为诊断指标，因为挫伤和其他损伤通常都会引起压痛。更重要的是观察肌肉在收缩时是否疼痛。如果在肌肉收缩时没有疼痛，那么可能是挫伤，如果有疼痛，则可能涉及肌肉止点的捩伤或撕裂。

在进行检查时，通常要求患者侧卧于健康一侧。如果在患侧腿进行外展和背部伸展时出现疼痛，那么损伤可能位于臀大肌、阔筋膜张肌或侧腹肌。然后，再仔细寻找压痛的具体位置以做出诊断。但损伤的程度不好确定。幸运的是，完全撕裂的情况相对较少见，通常不需要手术治疗。

在损伤早期，可以使用冷敷来减轻疼痛，如果有血肿应该进行抽出。24小时后，可以使用热敷，并使用粘膏带进行保护，以防再次受到牵拉伤害。

## 二、臀部挫伤

### （一）肌肉挫伤

由于臀部肌肉较厚，肌肉挫伤通常不会导致严重后果。在肌肉挫伤后，初期可能会出现疼痛和局部压痛，而在后期有时可能会形成小结节或仍然有些压痛感。不过，这些症状通常不会影响运动。

### （二）坐骨神经挫伤

坐骨神经挫伤的症状与其他坐骨神经痛相似，伤后可能会导致大腿、小腿后侧和足部的疼痛，进行直抬腿试验受伤部位会疼痛，通常是击伤。和其他坐骨神经痛不同的是，挫伤初期，皮肤可能会知觉过敏。这种情况较为少见，通常不需要特殊治疗。

治疗挫伤较好的方法是红外线治疗或涡流浴，因为深部热疗可能会因局部炎症导致神经受到过度牵扯而引发疼痛。

### （三）坐骨结节骨折

坐骨很容易因为挫伤而骨折，但更常见的情况是由于腘绳肌的牵拉而引发撕脱骨折。受伤后局部会出现疼痛感，在直抬腿时疼痛会加剧。受伤部位可能出现压痛，有时还可以触到移动的骨块和听到骨擦音。主要的治疗方法是手术切除骨片，进行止点重建。

## 三、髂肌血肿与股四头肌麻痹

股四头肌麻痹一般是由血肿对股神经和股外侧皮神经产生压迫引起的，在体操、跳高和摔跤等运动员中较为常见。如果处理不当，会严重影响患者的运动能力和生活品质。

髂肌的大部分纤维从髂窝区域开始，而一部分会从髂筋膜、髂前下棘和髂骨刺开始。内侧的一部分与腰大肌相连，而另一部分则延伸至髋关节囊和股骨小转子。

髂筋膜，也被称为大骨盆筋膜，覆盖在髂腰肌表面，在髂耻沟前方覆盖着耻骨肌，被称为髂耻筋膜。这个鞘内包含着髂腰肌和股神经。

股神经和股外侧皮神经从腰丛发出，然后穿过腰大肌，最终从腰大肌穿出到髂肌前面。股神经干的发起点位于第四腰椎神经平面，通常位于腰大肌的下缘。股神经的纤维来自腰丛的第1到第4节，占全部股神经纤维的61.9%，30.3%则来自腰丛的第2到第4节，1.2%来自腰丛的第1到第5节，0.4%来自腰丛的第1到第3节。所以股神经损伤导致的大腿和小腿的皮肤感觉缺失区域或麻木区域，是不固定的。

股神经麻痹通常伴随闭孔神经损伤。致病原因包括：骨盆和股骨上端骨折；髂腰肌脓肿；骨盆内肿瘤；产钳损伤；长时间进行大腿极度外旋手术；股动脉瘤；股神经炎；先天性髋脱位复位时的致伤。

不过在运动员中，股神经损伤多是由髂腰肌损伤和血肿压迫引起的。例如，在相扑运动中出现的髂腰肌断裂，跳马运动中空中转体引起的髂肌损伤等都会导致血肿形成并对股神经产生压迫。

如果是由于臀部着地遭受冲击，导致髂肌遭受牵拉造成的以上损伤。一开始只是轻微的活动性出血，可能没有明显的症状或体征。但继续活动，血液就会流向并积聚在髂窝，最终形成血肿，髂肌明显凸起。血肿会压迫股外侧皮神经和股神经，导致局部神经缺血和麻痹。

主要症状包括：受伤时出现疼痛，并逐渐加重；无法直立。在卧位时，髋部呈弯曲外旋状，尝试强行伸直时会感到疼痛；股四头肌出现麻痹，前大腿的感觉缺失或麻木，尤其是膝部的感觉消失；在髂骨窝区域可能触摸到肿块并有压痛感。穿刺有时可以抽出积血；有时还会出现贫血和便秘。通过X射线检查有时可以观察到腰大肌影像异常和髂骨翼及髂前上棘骨骺的分离。

治疗时有手术和非手术治疗两种方式，什么情况下选择手术？当髂窝区域可能触摸到边界不明显的肿块，经B超检查可显示存在髂肌下的血肿。对于非血友病患者，应迅速进行手术以清除血肿。手术治疗在术中观察到髂筋膜表面的张力增加。通过切开髂筋膜，并使用钳子分离髂肌，可以看到血块从髂肌下流出。

## 四、髂腰肌痉挛

这种情况常见于跨栏比赛，发作于运动员跨越腿的一侧。患者可能会感到剧烈的深部腹部疼痛，不得不弯腰抱住腹部，处于卧位时也无法伸直腿。经过休息后，症状逐渐减轻。这种情况需要与髂腰肌的拉伤或血肿区别开。

## 五、腰大肌下滑囊炎与弹响

腰大肌下滑囊又称髂耻滑囊，是由囊腰肌延伸至髋关节时变成腱性组织而形成的，然后覆盖在髂腰肌沟上，位于髂股韧带与耻骨韧带之间的关节囊的薄弱部分，并与股骨头和髂臼缘摩擦，形成滑囊结构。有时，这个滑囊与髋关节腔相连。

当这个滑囊受伤时，可能会发生炎症，导致浆液性渗出形成积液，但通常会很快消失。如果反复磨损，像是在跨栏后腿过栏动作或体操舞蹈中的"旁腿"动作中，可能会形成慢性炎症，使滑囊壁增厚，滑膜内皮细胞发生变性，不能再吸收液体。这样，滑囊就可能形成顽固性肿胀，或者内壁纤维粘连。有时，这种情况会出现在腰大肌腱弹响之后。

在急性期，患者的髋部通常会呈现屈曲和外旋畸形，继而刺激股神经，导致疼痛向大腿前部放射。检查时，可能在髂前下棘的位置，内侧腰大肌腱沟部会出现压痛和饱满感。

在慢性期，髋部可以伸直，但在运动时可能会出现吱吱声和疼痛。有时，当髋进行外展、外旋并再伸直时有弹响。进行检查时，受伤部位会有压痛感，腰大肌试验可能呈阳性。

目前常用治疗方法有：注射泼尼松龙、手术切除滑囊（针对长期难以愈合的顽固病例）、Z形切开腱并延长（针对髂腰肌腱弹响）。

## 六、弹响髋

弹响髋又称为髂胫束摩擦综合征，引起弹响髋的原因有许多，通常包括髂胫束或髂腰肌跨越骨性突起时出现弹响，这里描述的是由于髂胫束挛缩导致的大粗隆部位的弹响症。

髂胫束由阔筋膜张肌和臀大肌的腱膜共同构成，是全身最厚的筋膜。

阔筋膜张肌位于髋部的前外侧，从髂前上棘到髂骨外缘前方延伸。这个肌肉位于髂腰肌和股直肌之间，与臀大肌和髂胫束紧密相连。阔筋膜张肌的形状呈梭形，肌腹较宽，纤维向下并稍微向后走行。在髂胫束与大粗隆之间存在一个滑囊，此外，在髂胫束的浅表还有一个皮下滑囊，外伤或反复摩擦可能导致滑囊发炎。

臀大肌位于臀部，覆盖了髋关节的外侧和背部，然后延伸到大腿的上半部。它覆盖了骨盆区域的一大部分，并在臀部形成了肉厚的外观。臀大肌腱膜是一块厚实的筋膜，由纤维组成，呈扁平条状。它起源于髂前上棘（Iliac Crest）附近，并沿大腿外侧向下延伸，最终连接到胫骨上端的Gerdy结节，这是位于胫骨外侧的一个突起点。由髂胫束挛缩引起的大粗隆部位的弹拨感有时可能传播至膝关节外侧，被错误地认为是膝关节外侧盘状软骨的弹响。

## （一）弹响髋的原因

关于髂胫束挛缩所致弹响髋的原因，目前有许多观点：

### 1．先天性髂胫束肥厚紧张

这种情况多见于幼年患者，通常是双侧对称的。病理检查发现髂胫束在大粗隆部分肥厚，有些甚至可以达到0.5厘米左右厚。镜下观察显示密集的纤维束，有些组织可能出现纤维软骨样变。

### 2．臀大肌内药物注射

有些人可能因为注射药物导致弹响髋。这一观点得到了广泛认同。

弹响髋的病理学改变不仅包括髂胫束和臀大肌的变化，还经常伴随髂胫束腱下滑囊的炎症。这种炎症表现为滑囊壁的肥厚、充血和滑液积聚。在某些情况下，挛缩病变还可能涉及臀中肌筋膜。

## （二）主要临床表现

### 1．弹响和滑囊炎症

患者在股骨大粗隆部可能会感到弹响，同时伴有大粗隆处的疼痛和压痛，特别是当存在滑囊炎症时。当患者屈髋屈膝并进行髋内收和内旋后再伸直下肢时，可以触及弹响，或在大粗隆处感到弹拨感。此外，患者主动引发的弹响有时比医生的被动检查更为明显，尽管个别患者可能没有弹响征象。这种情况导致髋关节内收、内旋和屈曲受到限制。

### 2．步态异常

患者在行走尤其是跑步时，双下肢呈外旋和外展的状态，呈现步态异常。

### 3．站立位下肢不能完全并拢

在站立位，双下肢不能完全并拢，或者并拢困难。

### 4．坐位时膝关节分开

在坐位时，患者的双膝分开，无法完成膝关节重叠（跷二郎腿）的动作。有些患者甚至在卧位时也无法做直腿仰卧起坐。

### 5．下蹲时双膝分开

下蹲时，屈髋关节的过程中必须将双膝关节分开，轻度病例可能在蹲下后可以再次并拢双膝，但重度病例的双膝无法并拢。

### 6．挛缩束带感觉

有些患者可以沿着臀大肌纤维走行方向触及一挛缩束带，尤其在髋关节内旋和内收时这种感觉更为明显。

### 7．X射线检查

骨盆正位X线片可能显示"假性双髋外翻"，即股骨小粗隆明显可见。

### 8．站立时一侧足跟无法着地

如果双侧臀肌挛缩程度不同，就会出现这种情况，还会伴有轻度的脊柱侧弯。

一般来说，如果患者是青少年，以上症状并没有影响日常生活和体育运动，只有大粗隆部弹响并且无痛感，就不必一定接受手术治疗；如果患者是运动员，如果影响到训练动作，就要考虑手术治疗。

## 七、梨状肌损伤综合征

梨状肌的起点位于第2、第3和第4骶椎的前面。它从这个起点向外延伸穿过坐骨大孔进入臀部，形成一个细腱，最终止于股骨大组隆的后方。梨状肌受到L4到S2神经的支配。

在臀部，血管和神经通常通过坐骨大孔穿出，然后由梨状肌分为上下两部分。从梨状肌下缘穿出的结构包括臀上动脉和静脉以及臀上神经，臀上神经支配着臀中肌、臀小肌和阔筋膜张肌。另一方面，从梨状肌下缘穿出的结构包括臀下动脉和静脉、臀下神经（支配臀大肌）、坐骨神经、会阴部神经和股后皮神经。

梨状肌受伤机制可以分为原发和继发两种类型，其中原发包括急性损伤和慢性劳损，而继发涵盖了多种情况。

## （一）原发损伤

原发损伤通常由以下几种原因造成。

①急性原发损伤通常发生在下肢外展位下蹲起立时，这时梨状肌容易受伤。

②慢性原发劳损，特别是腓总神经穿过梨状肌的情况下，更容易导致损伤症状。

③着凉受风寒。

## （二）继发损伤

女性可能会出现盆腔炎或骶髂关节炎，这些情况可能影响梨状肌，或者刺激L4到S2神经根，导致梨状肌痉挛或神经变性，引发症状。

梨状肌损伤后，除了影响肌肉本身外，通常还涉及其上、下的血管或神经，导致臀部和下肢神经症状，包括影响被支配的肌肉和坐骨神经。

患者通常会有抬重物的伤病史，或者站立或蹲下时的"扭伤"或"闪伤"史，少数情况下可能是由于受凉引起。症状包括腰臀部疼痛，可能向大腿外侧和会阴部辐射，患者倾向于呈屈曲体位，行走时可能跛行。在严重情况下，臀部会跳痛，下肢出现屈曲畸形。

进行梨状肌检查时需要特别注意患者是否出现跛行症状。如果是原发病变，通常腰部不会出现异常的压痛。

在检查中，可以通过以下方式检测梨状肌的症状：

①找到髂后上棘和尾尖的连线的中点，然后进行按压，可以感到患者的梨状肌肿胀、硬而有弹性、有索条感，同时病人可能会有明显的压痛感。

②患者直腿抬高到60°以下时，他们可能会感到明显的疼痛，但当抬高角度超过60°时，疼痛感通常会减轻。

③进行直腿抬高时，患者在髋内收和内旋时感到明显疼痛。

对于原发疼痛点，通过注射10毫升1%普鲁卡因进行封闭后，患者的大部分症状会得到缓解或消失。

## （三）治疗方法

对于继发性梨状肌综合征的患者，首要治疗重点应放在处理导致症状的原发疾病上，例如椎间盘突出或盆腔炎等。一旦原发疾病得到控制，可以考虑辅助局部治疗。

对于原发性梨状肌综合征的患者，可以采用以下治疗方法：

按摩疗法：患者在俯卧位，下肢伸直让肌肉放松，用拇指按压来定位和治疗梨状肌。首先，找到梨状肌上的压痛点，然后沿着肌肉纤维的方向进行按摩，每个痛点按压大约10分钟以缓解痉挛和疼痛。

理筋和分筋手法：对于慢性劳损的病例，一旦摸到梨状肌上的硬而有弹性的索条，可以使用理筋、分筋和弹拨手法来松解变硬的肌肉或粘连。

封闭疗法：对于原发性梨状肌综合征，可以采用封闭疗法。这涉及使用泼尼松龙和1%普鲁卡因混合物进行封闭，每周进行1次，共进行2～3次。

恢复髋关节的功能是治疗的核心内容，包括可动区域的恢复和肌肉力量的增强。在可动区域的恢复中，不应过于强制地做伸展体操，而是应该逐渐进行。肌肉力量的增强可以从一些简单的髋关节动作开始，如屈伸、外展和内收，如果情况允许，还可以逐渐引入更复杂的动作，如内旋和外旋。需要注意的是，实际的体育动作是复杂的，涉及踝关节、膝关节和髋关节的多种动作，包括屈曲、伸展、外展、内收、内旋和外旋，因此练习时应综合考虑这些因素。

## 第六节　膝关节损伤及功能康复

### 一、膝关节损伤的检查

膝关节是人体中容易受伤的关节之一，由于其复杂的解剖结构，正确诊断伤势通常具有挑战性。大多数膝关节损伤需要在伤后立即进行评估，通常由运动员或队医来执行。首先要区分潜在的严重损伤和较轻的损伤。

一些严重的膝关节损伤涉及韧带和关节稳定性问题，这些通常比较容易被诊断和立即处理。然而，有时表面上看似较轻的伤势可能被忽视。在膝关节损伤的诊断中，缺乏充分的关注和检查往往是误诊和漏诊的主要原因。病史的详细获取、运动员的觉察力以及医疗人员的专业认真程度都对诊断的准确性至关重要。一些特殊情况，如关节不稳定性和骨折，有时并不容易立即显现。

对于严重的膝关节损伤，正确的诊断关键在于通过标准检查来解释患者的症状和体检发现，这将促使医生进一步进行必要的测试、立即采取治疗措施或进行手术。尽管膝关节严重损伤的检查结果通常不同于慢性关节损伤，但在某些情况下，不同的检查技术可能仍然难以将二者进行区分。

对于慢性膝关节问题，医生可以进行多种测试，以识别微妙的不稳定性差异。而对于急性膝关节损伤，疼痛和肌肉痉挛可能会妨碍检查，因此，在需要的情况下，可以在麻醉后使用关节镜来进行更详细的检查。

评估急性膝关节损伤时，需要遵循以下五个关键步骤：

①排除严重的伤害：必须排除肢体分离的可能性，例如严重的骨折或脱臼，因为这些情况可能会影响肢体末端的血液供应。

②记录伤情细节：详细记录受伤的细节，以便医生进行准确的诊断。

③进行稳定性测试：进行简单的稳定性测试，以评估受伤的膝关节的损伤程度。

④初步急救固定：如果肢体远端受伤，应使用夹板进行初步急救固定。

⑤运送和现场处理：随时考虑将伤者运送到医疗设施，并在现场对确定的伤病采取合理和正确的医疗处理。对于较轻的急性损伤，通常在未经特殊处理的情况下，受伤部位的肿胀会持续3～4天。在损伤的早期，可以进行更多的诊断测试。也可以使用多种检查方法来提高诊断的准确性。

综合考虑膝关节严重损伤的评估，许多常见测试可以在医生的诊所内完成，或者对于急性损伤，可以在麻醉下进行。

## 二、伤史的采集与记录

对于膝关节的评估始于详细了解近期损伤的伤情和其后的发展情况。伤情描述通常可以提供初步的诊断线索，而体检则用于进一步确认和确立诊断。在询问伤情和进行体检时，需要特别关注以下几个方面：

### 1．膝关节是否迅速出现肿胀

这一点对于确定肿胀原因、积血速度和积液总量非常重要。急剧的肿胀往往是潜在问题的警示信号。它可能提示膝关节出血，很可能涉及十字韧带的撕裂、软骨的损伤或髌骨的脱位。

### 2．受伤的机制是什么

损伤是由内侧或外侧冲击引起的吗？这可能导致膝关节不正常的转动，提示可能是副韧带损伤或半月板撕裂。前交叉韧带损伤也比较常见，通常是由于膝关节过度伸展或胫骨过度旋转所引起的。其他致伤因素可能包括胫骨后部的冲击，例如足球比赛中的铲球。了解伤害机制有助于确定特定韧带的撕裂，这将记录在膝部功能检查中。

### 3．膝关节的稳定性如何

有时半月板或交叉韧带的损伤可能导致膝关节的不稳定。需要注意，初次检查者有时可能会受到虚假不稳定性的干扰。

### 4．伤者是否能够在受伤后继续比赛

这一信息对于评估伤情的严重程度至关重要。超过80%的伤者在受伤后不能继续比赛，但约有20%可以继续比赛。然而，需要强调在竞技体育中，即使伤势不重，也不要以牺牲健康为代价坚持比赛。

### 5．伤者是否在受伤后停止进行运动活动

膝关节的废用现象可能由多种原因引起，尤其在慢性不稳定性损伤中更常见。无论如何，废用可能反映了伤情的严重程度。如果伤者感觉膝关节在活动中不稳定，也可能表明存在韧带损伤。如果膝关节出现脱位或关节分离，这表明伤情非常严重。

伤情史的准确性取决于受伤事件的环境。在体育场上，主试者可能会获得有关受伤发生和受伤位置的初步信息。如果时间允许，在更为轻松的情境中，可以对与伤情史相关的细节进行详细的询问。

## 三、伤情检查

膝关节的检查是有计划、系统和明确的过程，旨在评估膝关节的主要结构，包括韧带、半月板、股骨、关节以及膝关节周围的肌肉。

在检查之前，伤者应尽可能地放松，并将下肢从脚趾一直暴露到腹股沟。

首先观察患者的步态、是否跛行以及动作功能范围。

然后观察伤者的膝关节在各种不同的动作中的异常情况，例如跳跃和下蹲，以记录其受损情况。

接着医生应该进行广泛的评估，包括直接询问伤者有关问题，以下是一些需要询问和检查的内容：受伤史，包括损伤发生的时间；受伤机制，是否存在陈旧性的损伤，是否有肿胀，是否感到膝关节不稳定或移位；伤后是否继续活动，是否突然出现异常动作。

此外，医生还应询问患者的运动状况，包括无痛的运动范围、髌骨的灵活性以及膝关节是否出现异常音。

## 常见诊断方法

### 1．触摸诊断

患者坐位或仰卧。在开始触摸诊断时，不要直接触碰受伤的组织，应该从怀疑受伤区域的远端开始触摸，比如，如果怀疑膝关节内侧受伤，首先应触摸外侧结构、股骨外髁以及膝关节的外侧，然后逐步移向内侧进行检查。这样做是为了减轻患者的恐惧，增加患者配合度，避免因检查动作引发继发伤害。

### 2．X射线辅助诊断

膝关节的X射线检查应包括标准的前后位及内外侧位，以评估韧带和髌骨情况。此外，骨通道的观察和内外侧斜视图可排除关节内部的骨折。通常情况下，常规的压痛测试对于成年患者的诊断意义不大，但对于正处于生长发育期的青少年，如O型腿和X型腿的测试可用于排除骨骺损伤。X射线片能够显示股骨和胫骨骨骺线的生长情况。

总的来说，膝关节损伤的X射线常规检查对于及时处理和确诊非常重要。在评估过程中，借鉴他人的经验和临床发现，确保检查程序的规范化，以便发现大多数损伤。早期的治疗方法取决于膝关节损伤的程度，但有时严重的损伤可能会被漏诊，因为早期症状不一定明显。如果在损伤后的24或48小时内，膝关节仍然肿胀、疼痛持续，并且活动受限，那么需要进行全面的评估。因此，所有膝关节损伤的诊断都需要在24或48小时后进行再次评估。

需要强调的是，如果膝关节损伤在24小时内出现明显的肿胀，这表示可能暗示出血和潜在的关节内损伤。在接触的85例前十字韧带断裂病例中，有大约3/4的患者尽管在稳定性检查中显示严重出血，但没有表现出关节不稳定性。因此，对于膝关节发生相似的扭伤，通常可以根据症状进行处理，除非存在严重的关节出血并且肿胀持续超过24小时。

### 3. 稳定性检查

对于严重损伤，医生必须用专业的稳定性测试，来判断患者是否存在韧带不稳定性。首先，膝关节屈曲20°或30°，轻柔地进行前后抽屉试验。一般来说，当膝关节出现疼痛和肿胀时是无法弯曲到90°的。当膝关节屈曲约30°时，足够评估膝关节的稳定性。其次，在膝关节屈曲到30°时，进行诱导内收和外展压力测试，动作应轻柔。最后，根据受伤者的具体情况，进行更多种类的测试。这些测试将在后续章节中详细介绍。

### 4. 半月板损伤试验

当膝关节严重损伤，排除了骨折和韧带损伤之后，就要考虑半月板的损伤。判断半月板损伤可以进行半月板旋转试验和加压试验。

半月板旋转试验的步骤是：患者平躺，膝盖弯曲、旋转，再轻轻伸展，如果有异常的感觉或听到异常的声音，这可能是半月板受损的迹象。

Apley's加压试验：先将患者的膝关节弯曲至90°，再把股骨和胫骨压在一起，接着旋转大腿以旋转膝关节，这一测试通常会引发明显的疼痛。应用机械压力时，可能会压迫部分半月板，从而导致疼痛。施加在半月板上的压力通常相对安全，所以可以进行多次测试。有时，疼痛在多次测试后会显著减轻或消失。这就是加压试验。

半月板损伤中较常见的是半月板撕裂，也可以用上述两种方法判断是否撕裂，或者将其稍加修改如下：

首先，让患者仰卧，让膝关节外翻并施加负荷，对外侧施加压力后轻轻旋转和屈伸膝关节。膝关节向内收并屈伸，对关节内侧施加压力。在膝关节屈伸0°到90°的过程里，记录疼痛的位置和感觉。通过触诊或听诊膝关节，可以确定是半月板的撕裂还是慢性损伤的急性发作，这也可能表明早期关节炎的存在。

其实半月板撕裂后的膝关节是不稳定的，而且是慢性不稳定，通过了解患者受伤史和观察局部关节缝的柔软程度是能够判断出的。

## 四、常见症状说明

### （一）疼痛

触诊可以确定疼痛的发生位置，代表可能存在严重损伤，但没有疼痛感觉并不代表没事。比如严重的韧带断裂可能会引发回缩张力，从而阻止大量出血，此时局部是可能无痛感的。有些患者会因此忽视韧带撕裂的可能而继续运动。在一些情况下，即使膝关节急性受伤后没有明显剧烈的疼痛，也不能排除严重损伤的可能性。

另一方面，如果患者因为严重损伤而无法行走，主要问题可能位于膝关节内部。在青少年时期，疼痛和肿胀通常提示股骨远端或胫骨近端的骨折可能性。有些情况下，普通X线片可能无法确诊，需要使用特定部位的X线片。在大腿的内侧或外侧大腿外髁位置，可以通过触摸关节缝隙来判断是否存在骨折。一般来说，在触摸胫骨平台关节缝隙时如果感觉到移动，可能是骨折。

### （二）肿胀

对于膝关节的肿胀，需要注意以下几点：

#### 1．肿胀的位置

膝关节一侧肿胀、关节内肿胀但肿胀位置不稳定，这种情况表示局部组织受损，可能是内外侧副韧带的撕裂。

膝关节股骨髁的位置肿胀，尤其是在青少年中，这可能代表股骨骨折。

此外，散在的肿胀可能提示黏液囊内出血，例如髌骨上滑液囊的受损，通常会出现血性渗出物或关节内积血、积液。

#### 2．聚积的速度

伤后关节内迅速积聚液体表明可能存在关节出血。但关节内出血在受伤后24小时后也可能发生，因此不应排除这种情况的可能性。

#### 3．出血量

膝关节肿胀的速度可以反映出血量的多少，这可以作为评估损伤严重程度的指标之一，但大量的出血并不必然意味着是严重的损伤。

#### 4．出血的特性

初步诊断时很难对出血的特性做出正确的判断。在视觉上检查关节内骨折时，不要仅仅依赖血液中是否出现游离物来确定是否存在关节内骨折，因为滑液囊或脂肪垫的损伤也可能导致游离物的出现。可以通过观察前交叉韧带的出血量，粗略地估计膝关节前交叉韧带的撕裂情况。

前交叉韧带是高度血管化的结构，因此撕裂可能伴随出血。与之不同，半月板撕裂通常不会导致大量关节内出血，因为半月板是通过滑膜的附属结构供血的，当其撕裂时通常不会出血，在髌骨软骨骨折或脱位时会发生出血。

一般来说，膝关节严重损伤后的肿胀通常会在伤后两三个小时内出现。在这个时期，主要的处理目标是减轻由出血引起的疼痛，不需要采取其他处理措施，以防止细菌感染。应小心使用可能引起局部污染的处理方法。此外，可以谨慎地进行局部麻醉，以获得更可靠的稳定性检查。

## 五、膝关节损伤的早期检查

### （一）早期膝关节不稳定性测试

近几年，膝关节前部和后部的不稳定性的病例越来越多，再加上原本就可能存在的膝关节的内外侧松弛，不稳定性就更加突出。关于膝关节不稳定性的处理，一定要足够谨慎。首先是早期的观察非常重要，因为疼痛和肌肉痉挛都会在早期出现，所以早期评估比后期检查要更可靠。

针对X型腿和O型腿的不稳定性测试，应该在膝关节弯曲在20°到30°之间进行，即使膝关节能够完全伸展，也最好在这个角度范围内进行测试，以免急性阶段的肌肉痉挛对测试结果产生错误导向。即便是像内侧开放这种积极测试，也有可能代表松弛，所以测试需要足够充分，有必要的话可以在麻醉之后重复测试。

当然消极的测试结果不一定排除韧带损伤的可能性，因为保持伤部活动可能会抑制膝关节的松弛感。此外，肌肉痉挛可能会干扰稳定性测试。在测试期间，伤者应该放松身体，保持舒适的仰卧位置，并可以垫一个枕头在颈部以提高舒适度，以确保测试的准确性。测试时，使膝关节屈20°或30°，如感到疼痛，即可测试出膝关节稳定与否。

### （二）膝前松动试验

膝前松动试验是一种用于评估膝关节前十字韧带是否受损的临床检查方法之

一。前十字韧带是膝关节内的重要韧带，它位于关节内，连接着股骨和胫骨，负责控制膝关节前后稳定性。当它受伤或撕裂时，膝关节可能会表现出不稳定感，特别是在前方方向上。

对于急性损伤并伴有肿胀的膝关节，轻微的前部松弛可能会被忽略。在膝关节弯曲30°时进行前抽屉试验（检查前交叉韧带损伤的常用方法，检查时，患者仰卧，屈膝90°，检查者坐在患者足背上固定，分别在小腿外旋、中立、内旋三种位置下，向前牵拉胫骨上端，若胫骨结节向前移动超过5mm，则为异常）。相比于90°时更具意义，因为在30°时，其他韧带的约束较松弛，胫骨可以在前十字韧带撕裂时更多地向前移动。30°弯曲时的前抽屉实验有时关系到Lachman试验（用来检查由于前或后交叉韧带损伤导致的胫骨向前或身后的过度活动），在急性膝关节损伤的诊断中非常有用。

Lachman试验的基本步骤是：

①患者准备：患者需要放松，通常会坐在检查台上或躺在背部。膝关节应弯曲约30°。

②检查者位置：医生或经验丰富的医疗专业人士站在受检者的膝关节旁边，面对膝关节。

③执行测试：检查者将一只手放在大腿下端，靠近髌骨上方，同时用另一只手握住胫骨的近端，压在胫骨结节附近，靠近关节间隙。这种手位模仿了前十字韧带的位置。

④施加力量：在稳定患者的大腿的同时，检查者会尝试前后移动胫骨，以检测前方的松弛度。任何胫骨的轻微异常移动都可能表明前十字韧带的问题。

⑤评估和记录：检查者会观察膝关节的稳定性，并记录任何异常的前后移动。如果测试结果呈阳性，可能需要进一步的检查和记录，以便进行正确的诊断和治疗计划。

前后部松弛度的增加可能表明前十字韧带或后十字韧带的损伤，或者两者都受损。所以一切为了诊断而做的抽屉试验都必须在加力抽屉测试之后，根据十字韧带的状况来确定。

前十字韧带提供了膝关节前部的直接稳定性和前部横向旋转的稳定性，这使其成为向前和横向旋转稳定性的重要组成部分。需要记住的是，大多数情况下，膝关节的稳定性需要双重限制来保持。某些个体可能在膝关节本来就存在一些松弛，而受到时间和粗暴前部抽屉动作的影响，可能会导致韧带的延长。因此，急性膝关节松弛与慢性膝关节松弛有所不同。

前十字韧带偶尔会部分撕裂，而前抽屉试验的结果可能不会明显显示这一情况。只有通过关节镜检查，才能确定部分前交叉韧带的撕裂，而其余部分通常只受轻微损伤。这强调了对膝关节损伤进行细致检查和诊断的重要性，以确保正确的治疗方法。

## （三）膝后松动试验

膝后松动试验是一种用于评估膝关节后十字韧带是否受损的临床检查方法。后十字韧带是连接股骨和胫骨的重要韧带，其功能包括防止胫骨在膝关节内向后滑动相对于股骨。

膝后松动和膝前松动很容易被混淆，关键是要找到膝关节前后松弛的中立点。

在膝关节呈90°弯曲的情况下，通常可以观察到膝关节向后移动或胫骨向后滑动。如果在抽屉试验中胫骨自动向后移动，检查者可能会错误地认为前抽屉试验呈阳性。实际上，胫骨的后移可能是后交叉韧带损伤的迹象。为了解决这一混淆，通常建议使用加力抽屉试验的标准程序来进行检查。在这个测试中，通过将一把尺子放在膝关节前部，可以观察到任何与正常情况不符的胫骨下移。这可能提示胫骨的后退和后交叉韧带的撕裂。需要注意的是，胫骨结节的高度差异可能会影响诊断，因此需要特别留意。

另外，后方的横向旋转不稳定性往往给人一种胫骨向后移的假象，但实际上胫骨只是在旋转方面不稳定。在这种情况下，前交叉韧带往往是完好无损或只受轻微损伤的。因此，对于膝关节损伤的准确诊断，细致的检查和多方面的评估非常重要。

急性后十字韧带损伤可能是完全断裂，但后抽屉试验可能呈阴性结果。这是因为膝关节的后方被关节囊结构所阻止，防止胫骨向后移动。然而，在慢性后十字韧带损伤的情况下，由于较弱的双重限制逐渐加强，会让测试看起来没有多大意义。如果在受伤初期未能进行准确的诊断，就可能错过早期修复的时机。任何施加在胫骨前部以使其向后移动的损伤可能会导致后十字韧带损伤的发生，因此在膝关节损伤的早期诊断和治疗方面非常重要。

## （四）膝内侧分离试验

膝关节内侧副韧带是连接股骨和胫骨的重要结构，负责稳定膝关节，防止其在内侧方向上受损。当它出现松弛，膝关节就会内收或外翻。所以膝关节一旦出现内收或者外翻，就要对内侧副韧带进行检查，最常用的就是膝内侧分离试验。

让膝关节屈曲保持呈30°，然后进行以下步骤：

①内侧副韧带触诊：首先，医生会进行内侧副韧带的触诊，感受其稳定性。然后，医生会施加外翻力以诱导内侧副韧带的松弛。

②膝关节摇动测试：在诱导的位置上，医生会尝试摇动膝关节，同时观察内外侧的移动。通过在关节线上使用手指进行测量，可以增加测试的准确性。医生会预估关节松动的距离，以便对松弛的程度进行分类。

③30°弯曲的异常：当膝关节弯曲至30°时出现异常，可能表明内侧副韧带受损。这是因为在膝关节弯曲30°时，内侧副韧带承受着膝关节外侧80%的力。膝关节的稳定性在时间内会逐渐增强，后部内侧关节囊的结构会逐渐强化，从而可以抵抗外力，防止膝关节受损。

④关节过伸和结构损伤：膝关节的过伸可能暗示着后部关节囊结构的损害。如果膝关节内侧关节缝分离的距离超过10毫米，还需要考虑损伤前后十字韧带结构的可能性。此外，随着膝关节的过度内收，可能会对副韧带和关节囊结构造成损害。如果膝关节伸展过度，十字韧带可能会将股骨固定在胫骨上，而无法进行内收。因此，膝关节的内收伸展过度可能提示包括所有内侧结构以及十字韧带在内的严重损伤。

## （五）膝外侧分离试验

检查膝关节外侧或内翻松弛的技术与内侧松动的检查技术类似。以下是相关步骤：

①外翻松弛检查：施加使大腿外翻的力量，以诱导膝关节内收。这个测试通常在膝关节弯曲30°的位置进行。外翻松弛的存在可能预示着腓侧副韧带和外侧关节囊结构的损伤。外侧副韧带在测试程序中负责大约70%的稳定性阻力。外侧关节囊结构和膝前后十字韧带也会提供一定的抵抗。

②伸膝关节检查：当膝关节伸直时，外侧囊结构会变得紧绷，就像内侧一样。除了副韧带的损伤，任何内收过度可能暗示外侧囊结构和外侧韧带的损伤。

③关节内收和外展检查：随着膝关节完全伸直，明显的关节内收可能表明十字韧带的损伤。同样，随着膝关节完全伸展或半伸展，明显的外展可能暗示十字韧带的损伤。任何时候的过度外展都是一个异常，可以在任何弯曲的角度下检测。但最好通过Lachman试验或抽屉试验来检查十字韧带的松弛程度。

## （六）膝屈伸试验

膝关节的屈伸检查虽然不属于不稳定性检查范围，但它仍然具有一定的临床诊断价值。有三种类型的膝屈伸检查可以提供有意义的信息：

### 1．生理性弯曲

这种类型的弯曲反映了正常的膝关节松弛度，通常允许膝关节在伸展时超过正常的15°。然而，有些人在超过韧带的限制范围时可能感到不适。过多的膝屈伸可能导致慢性后囊和韧带的炎症反应，但在激烈的运动中较为罕见。重点关注后膝关节区域是否有异常，以诊断是否存在韧带损伤。然而，其他类型的膝关节损伤也可能表现出相似的弯曲度。此外，一些松动的关节可能在膝屈伸试验中不显示出明显的特征。

### 2．外侧不稳定性

这种类型的检查在膝屈伸试验中表现出外侧的不稳定性。胫骨向外旋动取代了膝关节的过度伸展。

### 3．与后囊和十字韧带损伤相关的类型

膝关节明显的过度伸展可能会损伤关节囊和十字韧带，且损伤可能发生在前方、后方或两者兼有。如果持续伸展过度或一再阻止胫骨移位，会导致胫骨的类似抽屉的向前移动，就会对前十字韧带造成压力，前十字韧带也可能受损。伸展过度损伤通常伴随着关节窝的血管和神经损伤。

## （七）内侧旋前的不稳定性试验

内侧松弛时，胫骨内侧突出部分会明显向前旋，并且可以进一步测试关节的内收程度。这种不稳定性通常在内侧副韧带表面断裂时出现。有时，这种情况可能伴随着后部内侧区域以及其他组织的综合性损伤，包括前十字韧带的受损。

这种损伤主要涉及浅层的内侧副韧带和与之相关的内侧关节囊损伤，但不涉及

前十字韧带的重要结构。因此，胫骨在体表上的旋转和内收明显增加，但前十字韧带很少能完全代偿内侧副韧带的损伤。

对内侧旋前的不稳定性有两种测试方法：Slocum外旋测试和内侧不稳定性测试。

### 1. Slocum外旋测试

将患者髋关节弯曲约45°，膝关节弯曲近80°。

首先进行与健康膝关节的对照测试。检查者坐在一侧，将患者的脚夹住，轻轻地将小腿近端固定在双手之间。通过手指触诊膝窝区域，然后轻轻施加前旋力。通过与正常膝关节的对照，进行前抽屉试验（在前抽屉试验期间进行轻微的旋转有助于确诊）并做好记录，小于5毫米不算松弛。

胫骨内外髁的对称旋转问题，涉及胫骨前部的代偿。如果患者愿意配合，可以进行前抽屉试验旋转的基本操作。将足部置于中立位置，然后对胫骨内髁施加纯粹的旋转力，并记录前部内侧的旋转程度。这个方法也可以用于胫骨外髁横向不稳定性的检测。

记录了前部内侧抽屉和旋转的程度后，应每隔10分钟进行一次外旋的重复测试。正常的膝关节在多次前抽屉试验和每隔10~15分钟的外旋试验后会表现出轻微的变化。实际上，前抽屉试验中的前交叉韧带会逐渐松弛，随着前抽屉试验的增加，内侧副韧带和内侧关节囊则在旋转中逐渐变得紧张。逐渐增加的外旋最终可导致异常锁定在胫骨前部内侧。由于内侧副韧带和内侧关节囊一旦紧张，很难再松弛，所以需要参照对侧进行诊断以确认前部内侧的大量游离物。

### 2. 内侧不稳定性测试

内侧不稳定性的测试，即在检查台的边缘进行来回旋转。内侧横向不稳定性测试通常只需要施加横向外翻力就能够观察到异常情况。也就是说只有在横向内收时才能发现问题。但在前部内侧旋转松弛测试中，需要同时施加胫骨的外旋力和外翻分力。换句话说，外旋和内收可以同时作用于关节。

相比起Slocum外旋测试，这个测试更加敏感，因为它同时涉及内收和膝关节外旋。为了提高测试的敏感性，在旋转时可以适度增加内收角度，且不需要精确估计内收的程度。此外，将膝关节部分弯曲有助于更准确地进行测试，并且可以使韧带结构更加紧张，以防止意外情况的发生。

除此之外，还要关注胫骨旋转时轴向外部变化的情况。如果旋转轴在横向上通过胫骨中心，那么这是正常的外旋。当外侧轴发生变化，就增加了外旋不稳定性的可能性，还涉及代偿问题。

总的来说，前部内侧旋转不稳定性有两个抑制结构，主要是内侧副韧带，次要是关节囊结构。当胫骨旋转和膝关节内收时，关节囊结构提供辅助支持。在测量膝关节不稳定性的前抽屉试验中，前十字韧带是主要的力量来源。所以如果出现明显的松弛，可能是韧带存在某种缺陷，此时关节囊结构开始替代前十字韧带成为力量支持，但它依旧是次要的抑制结构。

## （八）前部外旋的不稳定性试验

前部外旋的不稳定性试验用于评估膝关节前部外旋方向的不稳定性。这个测试通常用于检测前交叉韧带损伤或其他前部韧带结构的问题。

前部外旋的不稳定性的特点是股骨外髁前部的内旋半脱位（半脱位位于外侧股骨髁的下方）。这种情况常见于运动员进行快速方向变换、突然加速或减速的时候。前外侧脱位很少出现在前部，因为四头肌会对其进行一定约束。此外，前部的胫骨髁弯曲轴通过扩大膝关节的范围来减少前外侧脱位的可能性。

在侧向轴向旋转测试中，伤者应该保持放松状态，一只手握住脚后跟进行外展和内旋，另一只手放在膝关节外侧，拇指在腓骨小头后向内施加压力，同时可以屈伸膝关节。在轻柔和适度的前旋情况下，这个测试可以轻松检测到不稳定现象。

## 六、膝关节韧带的损伤

膝关节的稳定性由以下三个主要解剖结构提供支持和维持：

第一个是韧带和与其相连的肌肉结构，属于被动系统。

第二个是由神经系统调节的肌肉组织，属于积极系统。该系统在运动执行过程中确保肌肉在适当的时间得以协调，以提供稳定性，目的是连接和保护韧带不受伤害。膝关节在面临突然的旋转、翻滚或冲击时，需要肌肉的快速反应来对抗这些力量，从而确保关节连接点避免受到过度的应力和损伤。

对于身体状态良好的运动员来说，尤其是在需要发挥肌肉力量、协调性和灵活性的运动项目中表现出色的人，适应突然出现的不和谐运动的能力更强一些。但对于那些最近受过伤或之前的伤势尚未完全康复的运动员，突然的不和谐运动会让他们重新受伤或旧有伤势恶化，这就需要他们在康复期间加强关节周围肌肉和韧带的力量训练。神经肌肉协调是维持膝关节稳定性的基础，所以肌肉力量的附着点是否正常，将直接影响到耐力和神经肌肉协调能力的表现。

第三个解剖结构是关节本身的几何形状。有些关节天生稳定性高，就像肘关节。膝关节由于需要在多个方向上自由运动（不仅能弯曲和伸展，还能在内外方向上移动），因此相对较不稳定。膝关节的几何形状本身就反映这种不稳定性：胫骨的表面压着股骨，新月状结构增加了胫骨表面的凹陷，用来容纳大腿骨节，同时内侧胫骨骨头上的凹陷为大腿骨头提供了缓冲；外侧胫骨高点的凹陷，与向内倾斜的内侧部位相对应。

在运动时，交叉韧带承受的压力非常大，例如在散步时，膝关节（还有臀部和踝关节）承受了大约体重的3倍重量。这就意味着一个70千克的人，膝关节要承受210千克的负荷。而在跳高或其他高强度活动中，这个力量可能达到体重的6~8倍。这个巨大的力量来自肌肉收缩所产生的力量，它决定了关节在某个轴向上的移动。肌肉力量还压紧了关节，提供了稳定性，使股骨和胫骨紧密相连。

膝关节韧带损伤的诊断需要结合一切和损伤有关的细节，尤其是在损伤发生时膝关节的位置，膝关节的不正常位置或扭转可能会提示哪根韧带受到了破坏。检查时应该仔细观察膝盖位置，比如膝关节是否向内或向外倾斜？膝关节是否出现向后倾斜的迹象？在股骨稳定的情况下，是否能感觉到胫骨的松动或外翻？进行膝关节分离试验时是否有松动的感觉？如果出现这些症状，可能是韧带破裂。

虽然运动员记不住所有和损伤有关的细节，但部分细节也可以帮助诊断，比如前十字韧带撕裂发生时并没有接触性伤害，可运动员却感觉受到了外力的冲击。如果在24小时内出现明显的肿胀，可以确定关节内有出血，且可能存在严重的损伤。

后十字韧带的损伤会使关节向后移动，这通常与胫骨突然受到向后撞击有关，多发生在交通事故中，例如膝关节撞击到防护板，也可能在某些体育活动中发生。

对于十字韧带损伤，松弛测试有时可能表现为完全正常，所以诊断应该根据多个方面的信息，包括伤史、症状和其他数据来综合考虑。

## 七、膝关节损伤后的处理

### 膝关节损伤的初步判断

在损伤发生初期，必须采取正确而适当的处理措施。尽管最初尚无法明确损伤的程度和复杂性的每个细节，但早期评估和适当处理仍然对于实现最佳康复效果至关重要。处理膝关节损伤的记录包括以下几个步骤：

确定损伤发生的方式，可以通过与受伤者本人或其他相关人员的交流来了解，尤其是如果没有目击者。

评估疼痛的位置和程度。

检查是否存在其他受伤部位。

了解肢体感觉和循环情况，包括肢体的姿势、膝关节的稳定性，以及关节的主动和被动运动能力。

疼痛程度和损伤的复杂性将决定最初的处理计划——如果运动员在比赛中跌倒，并伴有剧痛和明显的关节异常变化，处理程序肯定和运动员能自己走出场外不同。

具体来说，运动员受伤后会有下面这些反应：

①倒地，靠自己难以站起。

②跛行，自己退场。

③停止对抗比赛或训练，并主动要求治疗。

④比赛结束后才发现自己受伤了，没有立即意识到。

⑤运动员在比赛或训练后的第二天才感觉到受伤的症状。

这些情况可能预示出伤势的严重程度，即便是第二天才察觉到的损伤也可能与当场观察到的严重程度一样。

对于第一种情况，可以直接询问运动员疼痛的部位来判断病情。一些严重的损伤一眼就能看出，这时急需适当的急救措施。这种情况包括严重的韧带损伤、明显的脱位（可观察到）、明显的骨折（可观察到），以及明显的混合性损伤（可观察到）。

对于第二种和第三种情况，需要运动员离开比赛场地后进行全面的检查，并收集详细的病史信息，比如询问"伤害部位在哪里？受伤的方式是什么？听到了什么声音吗？感觉如何？"运动队的教练和医生应该在日常熟悉并掌握各种不同类型的损伤病史，以便更好地诊断和治疗运动员。

judgment判断是否可以立即重返比赛或者需要采取进一步处理来应对严重损伤，取决于以下因素：

稳定性：检查是否有足够的稳定性，以确保受伤部位可以承受运动压力。

强度：评估是否有足够的强度，以支持正常运动活动。

移动度：观察是否有足够的关节和肌肉移动度，以执行所需的动作。

运动员准备情况：考虑运动员心理上是否准备好重新参与比赛。

支持和绷带包扎：是否需要额外的支持或绷带包扎来稳定受伤部位。

由于损伤程度可能不会马上显现，所以一开始要先冰敷。在疼痛得到控制后，让运动员在附近进行轻微的活动，观察其下肢在充分活动时是否出现跛行或无力现象。如果多次检查未发现明显的严重损伤，可以让运动员进行轻微的膝关节测试，例如沿着边线轻跳。这种测试可以持续进行，直到确认运动员完全可以不受限制地运动。如果运动员出现任何问题，应立即寻求医生的帮助。

另外，损伤的场边处理需要在比赛或训练后立即进行明确的再评估。继续采用I.C.E.（冰敷、压迫、抬高）处理步骤，并确保正确使用夹板和拐杖，以确保受伤部位得到适当的支持和稳定。

严重的损伤有时可能在比赛结束后或第二天才会显现。研究表明，在扭伤后继续比赛的人中，有15%的参赛者可能出现了前交叉韧带的撕裂，有些参赛者的膝关节在赛后或第二天才有渗出和功能受损的表现。如果不在赛后及时检查并观察，而选择继续训练，则可能会增加膝关节损伤的风险并导致进一步伤害。

所以对于教练来说，有膝关节扭伤的认知，以及进行扭伤后的检查非常重要。常见的错误是低估了情况的严重性。必须一直观察运动员是否有跛行、关节僵硬、膝关节肿胀等症状，即便症状轻微也应该进行检查。

此外，即使是轻度韧带扭伤（一度、没有松弛现象），也需要采用科学的康复措施，以恢复正常的肌肉强度、耐力和协调功能，以避免更严重的损伤。轻度的髌股关节不完全脱位可能会导致渐进性肌无力，并有可能导致关节明显活动受限和更严重的损伤。

## 八、膝关节的伤后康复

膝关节损伤的康复，第一步应该缓解疼痛、减轻肿胀、降低急性损伤的不良影响。损伤组织的康复需要时间，治疗方式可以包括膝关节手术或非手术治疗。疼痛是康复进程中的重要指标，持续的疼痛可能意味着进一步的损伤。在损伤早期或手术后，可以通过使用活动支架（如夹板）和拐杖来提供必要的支持和减轻疼痛。

膝关节损伤或手术后都会伴随不同程度的炎症，最常见的是滑液组织的炎症，一般由关节积血引起，血液刺激可能导致滑液组织肿胀，加剧疼痛。减轻肿胀和渗出是损伤康复的关键指标。

采用I.C.E.计划（冰敷、加压、抬高受伤肢体）可以帮助减轻肿胀和炎症。最初，每天进行4~8次冰敷，每次20分钟，使用冰袋时要在膝关节上放一块毛巾以避免冻伤皮肤。使用绵制硬敷料垫并进行Ace包扎来加压。每天更换加压敷料2~3次。抬高受伤的肢体最好是仰卧位，将膝关节高于心脏。

在用药方面，首选是阿司匹林，每天4次、每次2片，其次是非类固醇抗炎药物（类固醇可能引发全身性反应）。

在成功控制疼痛和炎症后，就要重新训练膝关节的神经肌肉系统。损伤或手术后的膝关节肌肉常常在收缩时引发疼痛。这种疼痛会调动机体的反射性反应来降低疼痛感，但肌肉也会因此迅速退化。为了减少这种情况的出现，康复练习要尽早开始。当然，练习要在没有疼痛的情况下进行，如果练习导致疼痛，就应减少练习次数和强度。

如果康复进程受到延迟或早期疼痛成为问题，可以考虑使用肌肉电刺激或经皮神经刺激。研究表明，肌肉刺激可以防止肌肉退化并促使肌肉细胞增大。

一旦神经肌肉系统重新训练并再次建立了肌肉强度，尤其是在伸肌装置和髌股关节功能紊乱的情况下，疼痛有时会完全消失。

要格外注意的是，加强肌肉强度、力量和耐力的过程里，过于强力或不适当的练习可能会对膝关节造成伤害。一般在训练时，髌骨和股骨之间的压力负荷相当于身体重量的数倍，而髌骨表面则非常脆弱。通常情况下，股四头肌在屈膝30°~90°的练习时可能会引发髌股关节疼痛，因此早期的膝关节屈曲练习通常被限定在0°~30°。

在进行练习时，必须仔细监测疼痛和肿胀。在所有力量训练开始之前，必须适当延长康复时间，尤其是手术后的膝关节，必须留出足够的时间让软组织愈合。对于严重的韧带损伤和手术后，通常需要一年的康复时间。在初期康复阶段，应该在硬质敷料和夹板的固定下进行练习。关于练习的内容，要充分考虑患者的兴趣，因为康复过程实在漫长且乏味。除此之外，对伤者进行鼓励也十分重要，可以为康复提供精神上的动力。还有，除了康复练习，适度休息也至关重要。

在康复训练中，不能只训练受伤的膝关节，因为这样会忽视臀部和踝关节的肌肉训练，导致其无力，从而影响全面的康复训练，甚至可能导致其他损伤。所以练习计划应包括对背部、臀部、膝部和踝部受伤和没受伤的部位练习，以及上半身的练习。

适合的康复训练，能对急性非手术膝关节损伤、慢性膝关节疾病，以及准备手术的受损膝关节起到关键且理想的修复。最终的功能恢复水平，还要看相关医生和教练的专业技能，以及患者的积极态度和能力。

## 九、康复训练方法

所有膝关节损伤都会导致肌肉无力，所以一旦疼痛、炎症、肿胀减轻或消失，就要立即开始恢复肌肉的强度和活动度，具体包括力量、耐力、速度、柔韧性和协调性。只有肌肉重获强度，才能保证膝关节其他功能的恢复。

强度训练通常从等长练习开始，原因如下：

①关节超出活动范围内会引起疼痛，等长练习不会超出。

②等长练习可以在腿部使用夹板或硬质敷料的情况下进行。

③在膝关节完全伸展时，等长练习对髌股关节产生的压力较小，尤其是对患有慢性髌股关节炎的患者最为理想。

手术或损伤后就可以开始等长练习，能防止肌肉无力进一步加重，尤其是在髌股关节功能紊乱的情况下。患者应该学会同时收缩股四头肌和腘绳肌，这可以在关节没有活动的情况下增强这两组肌肉的力量，并可以在膝关节弯曲的任何角度进行这些练习。

## （一）等长练习

①运动员坐在或仰卧于桌子或床上，保持膝关节伸直或微微弯曲。

②运动员可以将手放在股四头肌上，以感受肌肉的收缩。在股四头肌中，最容易被忽视的是股肌内侧头，它会因练习不到而萎缩，所以在练习时应特别注意感受

内侧头的强力持续的收缩。

③练习时，每次进行20秒的持续收缩，然后休息10秒，每次训练重复10次，每天进行6~10次练习。如果出现疼痛和反射性抑制，会影响收缩锻炼效果。

在等长练习中，要适度利用"耸肩"原则。肌肉收缩时，运动员能感到强度的逐渐增加，如果感到强度的减弱，可以通过"耸肩"的动作来增加肌肉的强度。

## （二）离心性等动运动

在膝关节康复训练中，让肌肉重新平衡是至关重要的，但对天生的X型、O型腿来说很难恢复。还有一些病患，平常使用肌肉不均衡，也会造成膝关节受损。对于这类病患，想均衡强化肌肉，就需要离心性等动运动来进行训练。

在设计离心性等动运动锻炼方案时，有一些关键的注意事项：

①先确保无疼痛：在进行离心性等动运动锻炼之前，患者必须确保在进行向心性等动运动锻炼时没有出现明显的疼痛。这是安全进行锻炼的前提。

②逐渐增加难度：如果在进行离心性等运动锻炼时发现肌肉力量不能有效稳定膝关节，可以从不超过15°/s的被动运动开始，然后逐渐引入离心性运动。这有助于逐渐适应锻炼的难度。

③渐进性锻炼：锻炼方案应该是渐进性的。可以考虑逐渐增加抗阻的负荷量，例如，以30°/s、60°/s和90°/s各进行10次锻炼，每组重复3次。当患者能够以120°/s的速度进行股四头肌的抗阻离心性等动运动锻炼时，表明他们的功能恢复状况非常理想。

在进行上述锻炼时，如果损伤部位出现明显的疼痛或不适，应及时调整抗阻离心性等动锻炼的角速度或负荷量。

如果在抗阻离心性等动锻炼后，在晚上或第二天早上感觉到伤处出现较明显的痛感，也应及时调整锻炼时的抗阻离心性等动锻炼的角速度或负荷量。

根据实践经验，间隔3~4小时就进行一遍上述运动，效果比每天进行一次要好。如果间隔时间过短，比如小于2小时，又或者训练次数过多，比如每组锻炼超过15次，都会适得其反，不仅会出现延迟性肌肉酸痛（DOMS），还削弱了肌肉力量训练的效果。

可以在每组锻炼之间的休息时间进行伤部冰敷，也可以在支持带的辅助下训练，都能让训练既安全又有效。等到患者完全恢复正常训练，支持带就可以不用了。

## （三）支持带包扎

踝关节扭伤，包括侧副韧带的损伤，在体育运动中发生率较高，主要是由于过度的内外翻和旋转引起的。同样，膝关节韧带也容易受到各种类型的扭伤，这些扭伤通常是由急停急转、弓形腿和过度伸展等运动引起的。这时一般选择支持带包扎，以达到限制关节运动范围的目的，可以有效地保护踝关节和膝关节活动。

但是关于支持带的作用一直存在争议：

①支持带会随时间延长而松弛，失去保护作用。

②皮肤具有可移动性，使支持带无法有效地固定。

③长期使用支持带可能会导致支持带替代了肌肉的稳定功能，从而使肌肉变得较弱。

④作为踝关节损伤、预防的包扎可能减弱了个体的自我保护意识，还可能会把损伤的外力转移到膝关节，从而引发膝关节韧带损伤。

⑤皮肤和胶带之间的湿气可能降低胶带的黏性。

⑥支持带可能在承受重力时破裂。

⑦支持带所用的胶带也有弊端，比如可能会刺激皮肤，引起皮肤过敏，从而产生水泡，水泡又会破裂等，这可能是胶带中所含有的安息香胶导致的。

但是在翻阅大量的文献后，发现有关于支持带效用的研究证明支持带对踝关节、膝关节损伤有明显的正面效果。只要正确使用，可以避免许多皮肤损伤，比如选择宽度适当的胶带，以确保它不容易破裂或松弛；确保直接接触胶带的皮肤得到最大限度的保护，以避免潜在的皮肤损伤。除此之外还有以下注意事项：

①准备适当的包扎范围：覆盖所有容易受摩擦的皮肤区域；保护可能发生摩擦的区域；只在必要时使用辅助材料或附属品，如亲肤胶。

②适度伸展弹性绷带：将弹性绷带伸展至85%～90%的程度，以提供适度的支持。

③胶带条的等高线逐渐向身体方向减少：这有助于防止皮肤下的胶带产生皱褶。

④始终从上到下包扎：即从远离心脏的部位开始包扎，以促进血液回流。

在膝关节区域应用包扎技术可以保护各种类型的韧带损伤，包括内侧副韧带扭伤、外侧副韧带扭伤或其他拉伤。大多数体育指导者偏好使用适宽、有充足弹力且不易撕裂的包扎带，不仅能提供基本的支持强度，还能保持关节的活动性。

股四头肌的柔韧性恢复是髌韧带的炎症、髌骨软骨软化症、滑膜囊损伤康复过程的核心。由于膝关节扭伤可能破坏髌骨和大腿骨之间的角度，并且膝关节扭伤相对常见，因此恢复大腿肌肉的平衡和重建正常的膝关节屈伸功能非常关键。在确保踝关节正常活动的同时，强化髋关节的肌肉也至关重要。尽管天生的X型和O型腿可能难以完全恢复，但多数情况下是由于肌肉不均衡使用所导致的，因此通过强化练习可以实现肌肉力量的平衡，从而使康复成为可能。

对于那些患有上述损伤的患者，通过系统的离心性等动锻炼，可以获得令人满意的治疗效果。这种练习有助于重建肌肉平衡，提高柔韧性，促进膝关节的正常功能恢复。

## 第七节 足踝部损伤及功能康复

### 一、足部的损伤

足是带有弹力的弓形结构，由于足底腱膜的构造及经常进行长时间的活动很容易发生损伤。

#### （一）足部腱鞘炎

足趾腱鞘炎通常与足趾的过度使用或受到不适当的刺激有关。例如，频繁穿着高跟鞋、穿着不合适的鞋子、长时间站立或行走，以及在运动中不正确的足部姿势都可能导致足趾腱鞘受到损伤和发生炎症。足部肌肉不平衡也会造成足趾腱鞘炎。某些肌肉群较弱或较紧，它们可能无法提供足够的支撑，从而增加足趾腱鞘的压力。

为了预防足趾腱鞘炎，应避免穿着前脚部非常狭窄的鞋子进行训练。此外，要注意不过度使用鞋垫，以防止足部磨损和水泡的产生；不要穿高跟鞋或拖鞋等不适宜的鞋进行运动，最好选择材质柔软的鞋子进行训练和活动。另外，要在运动前应充分活动足趾。

## （二）前脚疼痛

前脚疼痛多是足趾神经瘤引起的。有的运动员小趾附近有籽骨，而且跖骨间隙变薄，在这个基础上小趾经常与鞋子摩擦，就会出现足趾神经瘤，症状为先是局部麻痹，之后出现放射性疼痛，当捏住足尖时，疼痛感可能会更加明显。神经瘤常发于第2趾和第3趾之间，因小趾骨关节之间的小神经受到挤压而引发疼痛。

## （三）足跟疼痛

在运动员中，最严重的运动损伤之一是足跟损伤。这种损伤主要在需要进行急停和突然起动动作的项目中发生，例如篮球和三级跳远。足跟区域的皮肤很坚韧，下面有丰厚的脂肪组织提供保护。尽管足跟有这层厚实的脂肪组织作为缓冲，但在面对突如其来的冲击时，其保护力仍然有限。

## （四）足弓疼痛

足弓疼痛通常是由于支撑足弓的韧带受到压迫，导致组织挫伤和肌肉扭伤引起的。这种疼痛通常在不承受体重的区域引起疲劳和不适。足弓的疼痛可能源于踝关节的损伤，形成了异常的凸起。

引起足弓疼痛的原因主要包括以下几点：

①穿着过窄或不合适的鞋子可能导致足部形变，增加了足弓受压的风险。

②如果支撑足弓的组织结构逐渐减弱或受损，足弓的稳定性可能会受到影响，从而引发疼痛。

③随着体重的增加，足部承受的负荷也会增加，可能导致足弓疼痛。

④不正确的体姿或步行姿势可能会在足弓上施加异常的力量，引发疼痛。

⑤在坚硬的地面上进行高强度的运动可能会增加足弓受压的风险，导致疼痛。

## （五）足底筋膜炎

足底筋膜炎是一种疼痛疾病，主要发生在足底的筋膜上。足底筋膜是支撑体重的重要筋膜，位于足底，扇形结构，支撑着足弓，它在特定外力下可以伸展和屈曲。足底筋膜炎通常发生在负担体重的拇趾、小趾、足跟的末梢区域以及足弓内侧的中央部位。如果在伸展足底筋膜时出现明显的疼痛，这通常表明已经发生了损伤。

足底筋膜炎的主要原因之一是前脚掌着地跑。前脚掌着地跑是一种跑步方法，跑步时足跟不着地，而是直接用前脚掌着地。当形成这种习惯后，足底筋膜会逐渐缩短，失去了伸展性，足跟部在悬空下的蹬伸，就代表是在足底筋膜缩短的情况下发力，足底筋膜再屈伸时就会受损。经验表明，患有足底筋膜炎的运动员常伴有踝关节僵硬，下蹲时足跟总是悬空，无法完全接触地面。

## 二、足部损伤的功能恢复

足部功能恢复旨在增加足趾和踝关节的灵活性，并扩大它们的可动范围。恢复训练包括足趾的伸展和弯曲练习，以及胫前肌的充分收缩练习。

胫前肌的充分收缩是实现小腿伸屈的主要机制，训练时侧重于增强足部内部肌肉的伸展、弯曲，以及小腿肌肉的收缩和小腿伸屈的能力。此外，必须学会从全脚掌着地开始，然后逐渐过渡到前脚掌扁平着地的跑步技巧，以完善训练过程。

## 三、踝部损伤

踝关节扭伤是体育运动中最常见的外伤之一。这种损伤涉及支撑关节的韧带，其程度根据韧带的受损程度而有所不同，通常可分为三个阶段：

3度（严重）扭伤：在这个阶段，关节受到外力冲击时，韧带完全断裂，导致损伤严重。

2度（稍重）扭伤：在这个阶段，韧带部分断裂，损伤程度较轻。

1度（轻度）扭伤：在这个阶段，韧带虽然受到过度牵拉，但没有发生断裂，损伤较轻。

轻度的扭伤有时反而更难治愈，因为虽然韧带没有完全断裂，但它仍处于松弛状态，无法提供足够的支持。这种情况下，关节可能会变得不稳定。相比之下，完全断裂的情况可以通过缝合或切除并进行修复。轻度扭伤需要更长时间来完全康复。

不能低估扭伤的严重性。如果轻度扭伤没有得到充分治疗，尽管症状可能在2~3周内减轻，但疼痛仍可能频繁出现。这是因为尽管韧带可能已经部分康复，但关节内的炎症可能仍然存在。此外，轻度扭伤后的2~3天内，如果继续行走，关节会继续受到外力冲击，这也可能延缓关节内炎症的消退。因此，适时的冷敷和充分的治疗至关重要。

## 四、踝关节周围肌腱的损伤

踝关节扭伤通常导致周围肌腱的炎症，不论是内翻还是外翻扭伤，都可能引发肌腱问题。扭伤后，踝关节活动会感到困难，伴随着关节疼痛，肌腱炎症也可能产生。扭伤后，常伴有小腿抽筋和肌肉僵硬，因此，采取的必要方法是使小腿肌肉得到松弛。

小腿周围有多组肌肉，如胫骨前肌、胫骨后肌、腓骨长肌和腓骨短肌，它们延伸至足背和足底。当这些小腿肌肉受到外力影响而变紧绷时，会导致活动受限，同时引发周围肌腱的疼痛。

特别是一些"O"型腿的运动员，他们倾向于在足外侧着地，使得小腿外侧的肌肉（如腓骨长肌和腓骨短肌）容易变得僵硬，导致外踝周围的肌腱出现疼痛和肿胀。这种情况破坏了正常的平衡，也是导致小腿肌肉失去平衡的原因之一。

## 五、踝部功能恢复

踝关节的康复主要目标是恢复正常的关节活动范围和三点支撑功能，正确的着地方式和有效的疼痛管理至关重要。当跑步感到疼痛时，重要的是要控制疼痛的进一步加重。如果疼痛加剧，应该减缓速度或停止训练，以确保当天的疼痛水平恢复到正常范围内。此外，不要忘记在训练前进行热敷，以及在训练结束后进行冷敷。

## 六、踝关节扭伤的低温疗法

踝关节扭伤的低温疗法，也称为低温治疗，是一种通过应用冷敷来降低损伤部位的温度以达到治疗的方法。这种方法广泛用于急性损伤的紧急处理，通常采用RICE方法（即制动、冷敷、加压、抬高）。

此外，低温疗法也适用于缓解肌肉疲劳、处理肌肉痉挛以及改善关节的可动性等情况。在低温疗法中，活性冷敷（将冷敷与主动治疗相结合）和低温条件下的伸展（将冷敷与伸展活动相结合）是常见的功能康复手段之一。

## （一）冷敷时间和注意事项

冷敷的时间通常为10～20分钟，但实际应用时需要考虑个体差异和体质的不同，因此冷敷的时间会有所变化。在进行冷敷时，也应该倾听自身的感觉。

冷敷时通常会经历四个阶段：一开始可能会感到剧烈的疼痛，然后逐渐转为热热的感觉，接着是一种针扎般的疼痛，最后可能会导致患部失去痛感。这四个阶段是正常的反应。然而，如果在这四个阶段之后仍然感到疼痛，那就有可能出现冻伤的风险。一旦痛感消失，应立即停止冷敷，这是基本常识。

对于那些感觉不敏感或无法感受到冰冷的人，不建议进行超过20分钟的冷敷，以防止潜在的冻伤。为了避免不必要的损伤，使用低温疗法时应注意以下几点：

①冰袋不应与皮肤直接接触超过15～20分钟。

②低温疗法的持续时间不应超过1小时。

③在冷敷后，不要进行可能引起疼痛的练习或活动。

## （二）低温条件下的拉伸

低温条件下的拉伸疗法，也称为冷拉伸，是一种可以帮助抑制轻度肌肉拉伤和挫伤引起的肌肉痉挛的治疗方法，它使人能够在没有疼痛的情况下完成关节的可动范围（ROM）训练。这种方法通常与冷敷和伸展体操一同使用，即在发生轻度肌肉痉挛的部位进行交替的伸展体操和肌肉收缩练习。

**治疗步骤如下：**

①进行冷敷，持续15～20分钟，直到失去痛感。

②开始初始练习（总计50秒）：

进行准备性的伸展体操，持续20秒；

进行肌肉高度收缩的练习，持续5秒；

再次进行准备性的伸展体操，持续10秒；

进行肌肉等长性收缩的练习，持续5秒；

再次进行准备性的伸展体操，持续10秒。

③休息20秒，然后重复上述练习（65秒）。

④进行冷敷，直到失去痛感（3～5分钟）。

重复以上步骤两次。

## （三）低温条件下的运动疗法（cryokinetics）

这种方法主要用于关节挫伤的康复治疗，它结合了冷敷和活性治疗，是最有效的低温治疗手段之一，可以显著缩短功能恢复的时间。以下是常用于踝关节的低温条件下的运动疗法的具体步骤：

①用冰水冷敷踝关节，持续15～20分钟，直到失去痛感。

②在没有疼痛的情况下进行练习（参考踝关节练习程序），持续3～5分钟。

③再次用冷敷踝关节，持续3～5分钟。

④在没有疼痛的情况下进行练习，持续3～5分钟。

重复以上步骤三次或更多次。

需要注意的是，练习必须在运动员没有疼痛的情况下自行完成。在练习过程中，不应出现跛行现象，也不应进行激烈或异常的运动。最后，应积极逐步增加练习的难度，在没有疼痛的情况下尽早进行一些高难度的动作。

## 七、踝关节康复练习的具体步骤

以下是一些康复治疗的步骤，用于踝关节损伤的康复和功能恢复：

①有效的关节可动范围（ROM）练习。

②从一只脚向另一只脚的重心转移练习。

③进行向后和向前的弯曲练习。

④小步走。

⑤大步走。

⑥画圆圈和"8"字形走动。

⑦进行直线的慢跑。

⑧进行大范围的"S"形和"8"字形慢跑。

⑨进行小范围内的"Z"字形和"8"字形慢跑。

⑩进行慢速起跑和慢速停止（5～10米的短距离跑）。

⑪进行快速起跑和快速停止（5～10米的短距离跑）。

⑫强化踝关节周围的肌肉。

⑬中速度的接力赛（踝关节缠绷带）。

⑭3/4速度的接力赛（踝关节缠绷带）。

⑮全速度的接力赛（踝关节缠绷带）。

⑯参加正式训练（踝关节缠绷带）。

需要特别注意的是，如果在以上任何治疗步骤中出现疼痛感，应立即回到原来的起点进行适当的调整。

## 八、强化疗法

在肌肉痉挛减轻后（通常在2～3天内），要开始交替进行低温伸展体操和运动疗法练习，以恢复关节的活动范围、肌肉力量和正常功能。下面是指导方法，可以安全有效地恢复到原来的肌肉水平：

①首先，进行冷敷，持续15～20分钟，直到失去痛感。

②进行低温条件下的伸展体操练习。

③再次进行冷敷。

④继续伸展体操的练习。

⑤再次进行冷敷。

⑥进行低温条件下的运动疗法。

⑦再次进行冷敷。

⑧进行运动疗法练习。

⑨最后，进行伸展体操的练习。

⑩再次进行冷敷。

## 九、踝关节支持带包扎法

踝关节包扎方法的选择取决于包扎的目的，通常可以分为以下三种情况：预防性包扎、外侧（倒置）踝关节韧带和跟腱的扭伤的固定包扎，以及内侧（内翻）踝关节三角韧带的扭伤的固定包扎。踝外侧韧带扭伤和预防损伤的包扎方法基本相同，通常需要多种包扎带。以下是两种常用的包扎方法：

## （一）方法一

**材料：**

脚跟垫，鞋带，加压垫，润滑油（类似凡士林），宽度为3.8厘米的胶带。

**步骤：**

①让运动员坐在桌子边，将腿搁在桌子上，足背与小腿呈90°，操作者面向运动员的脚底。

②将脚跟垫和加压垫放在脚后跟和脚背上，确保两个加压垫分别固定在腓肠肌底部和第5跖骨上，并确保固定处上方没有皱褶。

③使用胶带，从小腿内侧开始，经过足跟骨，稍微用力绷到小腿外侧，这有助于使足部轻微外翻，对抗内翻扭伤。根据需要，可以使用3～10个胶带。

④对足跟进行固定，通常是从腿外侧下部开始，以45°穿过胫骨，再到达跟腱，最后绕过外踝到达前脚掌部。

⑤对足内侧进行相反的固定，从前脚顶部开始，以45°穿过外踝，然后到达跟腱，并最后绕到前脚掌。通常，每个方向上需要2～3个足跟固定带。

## （二）方法二

使用8字形包扎是一种能够强制使脚部轻微外翻的包扎方法。以下是该方法的详细步骤：

①包扎起点位于内踝处，绷带经过足底朝外侧上提。

②在绷带穿过足底的时候，用另一只手轻轻外翻足部，以适应绷带的牢固包扎。这个步骤有助于拉伸脚部，同时防止绷带在包扎过程中松弛。

③继续将绷带绕过脚部和腿部的下半部。

④8字形包扎要求在足部和腿部都能够看出"8"字形状。通常情况下，使用两个、三个或四个8字形包扎带足以达到使足部轻微外翻的效果。

⑤在绷带绕过足部前部时要确保不要拉得太松，以免导致第5跖骨底部在运动

时不舒服。绷带应该给足部适当的压力，以确保绷带在足部伸展时保持平整，从而避免不适情况的发生。

除了"8"字形包扎外，还可以考虑在其他部位使用填充条来固定绷带，例如镫形带、后跟锁和"8"字形包扎带。这些填充条可以绕过腿部的下半部、踝关节区域和足部，增加绷带的使用范围，使其更接近锁定部位。

严重的踝关节扭伤需要最大程度支持和保护，在这种情况下，一些医生可能会使用宽度约为8厘米、与皮肤颜色相似的胶带，用于制作镫形条、弹性绷带、"8"字形包扎带等，并使用指定的胶带进行全面包扎。这种包扎方法可以极大地限制活动和提供最大的稳定性。

## 十、跟腱损伤后包扎法

跟腱包扎旨在预防跟腱在剧烈运动中遭受过度牵拉，以防止踝关节过度背伸。以下是该包扎方法的详细步骤：

①准备包扎所需材料，包括后跟垫、带有类似凡士林润滑剂的弹力绷带、2.5厘米宽的胶带。

②在包扎之前，让运动员仰卧在桌子上，小腿的下半部悬垂在桌子边缘，足部保持放松，并让足跖屈起来。

③使用2.5厘米宽的胶带，将其固定在跖骨底部和小腿中部的区域。这个胶带的作用是为后续的包扎提供基础支撑。

④使用5~8厘米宽的黏性弹力绷带，从足底的第一跖骨表面处开始包扎，然后止于腓肠肌的外侧。接下来，再使用相同的材料，起始点在第5跖骨处，然后包扎至腓肠肌的内侧。

⑤在包扎之前，确保包扎的区域是干燥且干净的。有时，足底的包扎也可以用来保护足背上的体毛，但是包扎的范围不能超过锁定条所涵盖的区域。

⑥在跖骨的顶部使用锁定条，将其环绕足底。确保包扎带不起皱或松弛，以防止对皮肤的刺激。此外，使用纵向的弧形支持带，通常从第5跖骨的顶部开始包扎，然后延伸至脚后跟。包扎不能太松，可回到第1或第5跖骨。重复这些步骤，直到足部完全被覆盖。

⑦使用填充条环绕脚部，填充条之间要留有间隙。这些填充条通常是从外向内使用的，为足底提供支撑。确保填充条在缠绕脚部时不会翻转。

## 十一、第一跖趾伤后包扎

脚趾包扎的目的是限制脚趾骨的活动范围，提供支撑以防止伤势恶化。绷带的限制程度、弯曲度以及延伸度将根据具体的伤情而定。

以下是脚趾包扎的步骤：

①准备2.5厘米宽的胶带。

②让运动员坐在桌子上，膝盖伸展，脚位于桌子的边缘。

③使用包扎带附属品，对脚背、脚底以及大脚趾进行包扎。直接在皮肤上包扎可以提供最大程度的保护。

④在脚的前部放置一个锁定条，将其环绕跖骨。确保绷带与脚部轮廓一致，以防止产生皱褶或过紧。这有助于防止脚趾活动。

⑤使用"8"字形包扎法，从内踝的前部开始，首先包扎第一个大脚趾处。缠绕绷带时要绕过大拇脚趾，并止于第2个关节处。这种包扎方法可以有效地阻止脚趾的松弛和不正常移动。

⑥防止脚趾的过度伸展，可以从第一关节的内侧开始包扎，并缠绕至大脚趾。在最接近大拇脚趾末端的位置，使用重叠的条段来封闭大拇脚趾。

## 十二、特殊支持带包扎

通常情况下，垫子比绷带更常用于支撑受伤部位，特别是在下肢损伤中。垫子通常由毛毡、泡沫橡胶等类似材料制成。毛毡相对于泡沫橡胶具有一些优势，其中之一是它施加的压力较小。

### （一）制作支持垫的方法

①勾画出需要支撑的区域轮廓，并在运动员的脚底上画一条纵向的轮廓线，可以使用液体标记工具。接下来，迅速将各种材料放置在此区域上，以确保轮廓印

在这些材料上。

②沿着轮廓线剪下这些材料，确保它们与运动员的脚尺寸相匹配。

③可以在这些材料上添加一层皮革或其他耐用材质，以延长它们的使用寿命。

④使用环形条将这些材料牢固固定在需要支撑的部位。

在治疗过程中，还可以考虑配合使用纤维板和夹板等辅助工具。例如，跖骨的环状支撑物可用于减轻跖骨顶端的压力，有助于治疗跖骨问题。脚后跟垫可以用来提高脚后跟，减轻跟腱区域的紧张，同时减少对疼痛区域的压力，如跟骨刺和跟腱炎等。

另外，可以在先前提到的两条弹力绷带之间加一条纵向的包扎带，它应该从跖骨弧的顶部开始，然后延伸至小腿的后部。最后，使用8厘米左右宽的弹力绷带创建一个环状的条带，绕过脚和小腿的下部，确保这些固定带与前面提到的两条锁定带相连接，以增强支撑效果。

## （二）纵向弧形包扎

纵向弧形包扎的目的是提供支撑，特别是在纵向弧形结构需要治疗时。这种包扎方法可用于治疗胫骨肌腱前部问题以及其他足底功能障碍。

所需材料包括2.5厘米宽的弹性绷带和4厘米宽的胶带。让运动员坐在桌子上，确保踝关节放松，背部伸直，保持适当的解剖位置。

使用2.5厘米宽的弹性绷带，在需要支撑的纵向弧形结构上进行包扎。确保绷带牢固但不过紧，以提供所需的支持。

使用4厘米宽的胶带，确保绷带保持在正确的位置，并防止其松脱。胶带的使用有助于绷带保持在纵向弧形结构上，确保治疗的有效性。

## 第八节 大腿的损伤及功能康复

## 一、大腿的损伤

大腿部位于髋关节和膝之间，只有单一的股骨。股骨被很多肌肉所包围。以肌肉损伤较为见。

## （一）大腿后部屈肌损伤

腘绳肌包括大腿后侧半腱半膜肌，这些肌肉起于坐骨结节。它们沿着大腿下部向下延伸，直到连接到腓骨小头和胫骨外髁筋膜。由于这些肌肉是双关节肌肉，因此容易受伤。

### 1．腘绳肌的功能

（1）屈膝：帮助屈曲膝关节。

（2）在膝关节伸直的情况下，起伸髋作用。

（3）在膝屈曲时，可以使胫骨内旋或外旋，有助于维持膝关节的稳定性。

### 2．腘绳肌损伤的类型

腘绳肌损伤分为两种类型：急性外伤型和劳损型。

（1）腘绳肌损伤就属于急性外伤型损伤，在跑步运动员中比较常见，其次是跳跃和跨栏运动员。一旦发生腘绳肌损伤，通常会影响运动员的技术，如踏跳、摆腿和后蹬动作，进而影响其比赛成绩和训练计划。

（2）劳损型损伤是逐渐发展的，是微小损伤积累的结果。它通常发生在大量运动训练或比赛期间，最初表现为疲劳感和轻微酸痛，随后可能引发牵拉疼痛。损伤的原因可以归纳如下：

①不足的大腿后部肌群训练是内在因素之一。这种情况下，肌肉的韧性差，力量不足。从生理角度来看，大腿后部肌群的肌肉力量应该大致等于其对立肌群（股四头肌）的一半。如果在训练中只重视股四头肌而忽略了大腿后部肌群（这是常见的训练错误），就会破坏这种平衡关系，增加受伤的风险。疲劳和肌肉僵硬会使这种状况更加恶化，因此需要引起足够的重视。

②不充分或不正确的热身准备活动也是导致腘绳肌损伤的原因之一。在运动前不进行充分的热身活动或者在活动中错误地使用过度力量进行牵拉肌肉，都可能导致损伤。

③疲劳是造成损伤的重要因素。长时间的训练或连续比赛可能导致肌肉疲劳积累，这会增加受伤的风险。疲劳的征兆包括肌肉僵硬、酸痛感以及大面积的肌肉摩擦感。在这种情况下，运动员通常会有"要断掉"或"怕拉伤"的预感，这是需

要教练关注的信号。

④气候因素也可能影响损伤的发生。在寒冷的天气里，肌肉可能无法充分活动，而在炎热的天气里，运动员可能会过度出汗，误认为肌肉已经足够热身，这都会增加损伤的风险。

### 3. 腘绳肌损伤的症状

腘绳肌损伤的症状包括疼痛、肿胀、压痛、断裂感、抗阻感以及肌肉收缩畸形等。其中，疼痛是最主要的症状。在早期病例中，损伤部位可能会有局限的压痛，而在肿胀后，压痛区域可能会扩散。在晚期或慢性劳损病例中，要确定受伤的肌肉和受伤位置，通常需要在腘绳肌收缩并对抗阻力的情况下检查。特别是在坐骨结节部位的损伤型，最好是采用俯卧位，通过屈膝对抗阻力进行检查，以便在臀大肌放松的情况下更容易触及压痛点。

慢性劳损型腘绳肌损伤通常表现为在做重复损伤动作时出现疼痛，如被动拉伸或坐凳。特别是坐骨结节损伤的情况下，可能伴有滑囊炎引起的明显疼痛。

急性损伤的疼痛程度取决于伤势的严重程度。轻微的损伤在休息时可能不会感到疼痛，但在进行重复损伤动作时可能出现疼痛。较严重的情况下，可能导致行走时出现疼痛，并可能表现为"跛行"。如果发生断裂，则下肢通常处于屈曲状态，步行会变得非常困难。

陈旧的腘绳肌损伤大多数情况下不会出现症状，但某些情况下，由于瘢痕挛缩和囊肿的形成，可能在高强度的跑步或跳跃时引起轻度的疼痛。对于一些近端肌腱全断裂的病例，肌腹下缩可能导致肌肉在收缩时牵拉坐骨神经，引起麻串现象。

断裂音也是腘绳肌损伤的常见症状，但其音响强度各不相同。严重的损伤可能会产生类似弓弦断裂的声音，甚至观看比赛的观众都可以听到。较轻的情况下，只有运动员自己感觉到。

如果有肿胀，肿胀的程度可能因血管损伤的程度而异。较严重的情况下可能伴有大量出血，形成大血肿，导致大腿迅速肿胀，并出现皮肤瘀斑。在这种情况下，可能需要考虑进行紧急手术。

肌肉收缩畸形需要观察肌肉的形态。如果肌腹中间完全断裂，可能出现"双驼峰"畸形。如果肌肉的一端断裂，那么在用力时肌肉可能呈球状。在部分断裂的情况下，可能只会出现凹陷。在初始阶段，疼痛可能非常剧烈，患者可能不敢用力，因此需要仔细观察。

### 4．损伤的检查方法

进行肌腱张力检查时，患者应平卧，双膝弯曲呈90°卧于床上，检查者用双手触摸腘绳肌肌腱的张力。通过与对侧进行对比，可以确定张力是否减弱或消失，这通常表明全断裂或大部分断裂。

如果患者在屈膝抗阻时感到疼痛，应在仰卧或俯卧位进行检查，以区别是否患有坐骨神经痛。

在晚期病例中，伤部通常可以触及硬的索条或囊肿，伴有症状的情况下通常会伴有压痛。

此外，还需要检查肌肉是否存在短缩。特别是对需要肌肉柔韧性的项目，这一点尤为重要。检查的方法包括测量直抬腿的高度。

### 5．采取的治疗措施

在受伤后，采取以下治疗措施是很关键的：

立即进行加压包扎，应用冷敷，并将患肢抬高，以保持肌肉处于拉长的位置。对于轻度的肌腹拉伤，通常在24小时后，可以进行轻柔按摩和间断电疗，这往往能够帮助康复。如果上述方法无效，可以考虑使用泼尼松龙封闭治疗。

对于坐骨结节部位的扭伤，治疗效果可能较差。因此，伤后局部需要得到充分休息。可以采用泼尼松龙封闭治疗，辅以蜡疗、短波或超短波治疗。注射技术也非常重要，方法是采用俯卧位，进行抗阻屈膝以使肌腱保持紧张状态，然后找到压痛点并用针进行封闭。对于晚期属于末端病型的病例，也可以考虑使用相似的治疗方法，但效果可能较差。在疼痛影响训练并持续时间较长的情况下，可能需要考虑手术切除腱围、滑囊或进行腱止点剥离手术。

对于劳损型的腘绳肌肌腱炎患者，可以通过按摩来放松肌腹部，并用手指轻拨腱部，这通常能够迅速缓解症状。

对于较严重的全断裂或部分断裂，或者合并有出血和血肿的情况，应该考虑进行早期手术缝合。

受伤后，应立即停止训练或比赛，不要勉强坚持。当症状减轻时，可以逐渐开始进行有氧活动，然后慢慢增加运动的强度和时间。对于轻度损伤的患者，通常可以在7~10天后重新开始正式的训练。对于较严重的损伤，可能需要多次停训并持续一年以上，才能完全康复。

## （二）大腿后部屈肌损伤的预防

在跑步项目的训练中，应该注重增强腘绳肌的柔韧性和力量，而不应过分偏重训练股四头肌，以避免致使屈伸肌力量的比例失调。

在进行被动拉伸肌肉的各种练习时，应当采取逐渐增加强度和做好准备活动的方法，确保身体得到充分的准备。

特别需要注意气候的变化，避免在天气寒冷或炎热时进行过度激烈的训练，因为这可能增加肌肉受伤的风险。

如果运动员有预感肌肉可能会拉伤，应该立即采取行动，避免强度过大的训练或比赛，并进行肌肉放松按摩。这种预感通常是肌肉断裂的前兆。同时，在训练或比赛时，可以考虑使用大腿护腿来保护肌肉。

## （三）骑士捩伤

骑士捩伤通常指的是股骨的内收肌群的损伤，多数发生在骑马时，特别是在跳沟、跳栏等动作中。在这些情况下，骑手用力夹住马鞍，然后在马跳起后着地时，马鞍向上撞击臀部，导致双腿分开，对内收肌造成巨大的牵拉力，从而引发损伤。

此类情况也可能发生在体操、舞蹈和杂技等运动中。值得注意的是，这种损伤有时也会发生在短跑运动员身上，主要是因为内收肌在腿支撑时需要进行旋转髋关节（即骨盆外旋）的动作，这是短跑中必不可少的，因此容易导致内收肌损伤。

根据病理表现可以分为以下几种类型：肌腱止点损伤，即在耻骨处，也就是股内收长肌附着点处的损伤；内收长肌肌腹与肌腱部分的损伤；内收长肌肌腹的断裂。

骑士捩伤的症状通常非常典型，包括大腿内侧疼痛、内收肌无力、无法分腿骑马和跑步。检查时，患处的体征因损伤类型不同而不同。如果是肌肉撕裂，内侧大腿会出现明显肿胀和皮下出血，有时可以触及凹陷部位。如果是肌腱损伤，疼痛会局限在大腿内侧上部，即肌腱与肌肉连接的部分，有明显的压痛。如果损伤点在耻骨上，疼痛则限于耻骨支。在所有这些损伤情况下，当患肢用力内收并受到抵抗时，损伤部位都会感到疼痛。

治疗骑士捩伤的较好方法是使用弹性粘膏带进行固定（从鼠蹊部开始延伸至膝

部）。这种包扎后通常会感到相对舒适，并且可以进行日常活动。但当两条腿用力内收时，可能会出现疼痛。完全康复通常需要4～6周的时间。

## （四）运动员股四头肌挫伤

股四头肌挫伤通常是由外力撞击引起的，这种外力足以造成肌肉损伤，但不足以完全剥夺其功能。与肌肉断裂不同，挫伤保留了一定的功能，而与拉伤也不同，因为它不是由牵拉引起的。

在运动员中，股四头肌挫伤的严重程度各不相同。在较严重的情况下，该损伤可能导致骨化性肌炎的继续发展。

股四头肌挫伤后，需要仔细观察，通常在伤后的第二天早晨才会明显出现肿胀和功能受损，大约48小时后症状才会趋于稳定。在这时，可以制订可靠的治疗计划。

根据症状的严重程度，股四头肌挫伤可分为轻度、明显和严重三种类型：轻度挫伤通常表现为局部轻微压痛，膝盖可以弯曲到90°，可能会轻微跛行；明显挫伤时，局部明显肿胀，可以触及肿块，膝盖无法弯曲到90°，会出现跛行，上楼或站起时都会感到疼痛；严重挫伤通常伴有广泛的肿胀，无法触及股四头肌的轮廓，膝盖无法弯曲到35°，跛行非常明显，除非使用拐杖，否则无法行走，有时膝关节可能会出现积液。

治疗通常分为三个阶段：

### 1．限制活动期

此阶段的主要目标是止血，并且需要休息、抬高患肢、使用冰袋进行冷敷非常重要，也可以使用棉垫加压包扎。在此期间，应禁止任何按摩、热敷和膝关节的伸屈活动。但可以进行股四头肌的轻度抽动活动。对于轻度挫伤，这一期治疗通常在24小时后开始；对于明显和严重挫伤，通常在48小时后开始。

### 2．恢复活动期

当股四头肌的伤情稳定，患者可以自己控制股四头肌收缩时，可以开始轻微的膝关节伸屈活动。一般来说，患者倾向于使用超短波疗法、涡流浴和超声波来增加活动度，虽然这些疗法可以产生一些效果，但对康复时间的影响并不大。在进行活动时，首先应进行膝关节的伸直练习，然后逐渐开始屈曲练习，但要根据病情慢慢开始，不要着急。初始阶段应躺在床上进行膝关节的伸屈活动，不要在床边进行伸屈活动或负重伸屈。当下地行走时，应在护理人员的帮助下使用拐杖辅助。如果在此阶段膝关节突然屈曲，应重新开始治疗。当膝盖可以屈曲至90°，行走不需要拐杖时，这一阶段的治疗就可以结束了。

### 3. 功能恢复期

逐渐增加膝关节伸直抗阻的力量，直到膝关节活动范围完全恢复正常。这时可以逐渐参与一些游泳、网球等非对抗性的活动。

## （五）查理·赫斯损伤

查理·赫斯（Chaly House）损伤是指大腿前部肌肉受到撞击后出现的肌肉僵硬或局部疼痛的情况。这个术语的来源可以追溯到20世纪初期的美国棒球职业联赛。当时，棒球场地通常由马匹整理，而纽约的Ebbit's Field球场使用了一匹名叫查理的退役赛马。查理因为受过伤，常常只能跛行。因此，当棒球运动员在比赛中被击中、摔倒或扭伤后，导致腿部受伤，不得不拖着腿继续比赛，就被称为查理·赫斯损伤。这种类型的损伤还经常发生在其他身体对抗性较强的运动项目中，像是篮球、橄榄球和足球比赛。

查理·赫斯损伤通常发生在大腿前部的肌肉受到强烈撞击时，导致肌肉被夹在硬的股骨和受击部位之间。这种损伤可以发生在股四头肌的任何肌肉上，尤其容易发生在股外肌和股间肌之间。相比之下，股直肌由于受到股间肌的保护，在这类撞击下较少受伤。

受伤后，运动员可能会感到疼痛、肌肉内出血、肿胀以及股四头肌功能的受损。然而，许多运动员可能无法及时察觉这些症状，因此继续进行训练，但接近训练尾声或训练结束后，他们会感到肌肉深层的疼痛。

这种损伤在受伤后的12～24小时内通常无法准确判断损伤的程度，因此需要采取紧急措施来防止进一步的恶化。紧急措施包括使膝关节完全屈曲，以减轻内部出血和肌肉痉挛，并使股四头肌得以伸展。

如果在屈膝时感到剧痛，应立即停止屈膝动作。接下来，可以在膝盖屈曲的状态下使用弹力绷带，对受伤部位施加一定的压力。然后，将冰袋敷在上面，持续时间为45～60分钟。如果在施加压力时感到剧痛，或者受伤部位已经出现肿胀，不应进行屈膝动作，而应在大腿伸直的状态下从足尖开始，使用弹力绷带包扎整个腿部。

## （六）骨化性肌炎

骨化性肌炎会持续引起肌肉炎症，由此导致钙盐沉积并出现石灰化现象，最终在肌肉组织中形成骨质。这种情况经常在大腿前部发生，通常是由于受到重击或外力冲撞所致。

此外，强力揉搓挛缩的肌肉，以及在康复阶段明知疼痛却依旧进行的伸展体操训练，也会导致骨化性肌炎。如果受伤后一个月后仍然在大腿部触摸到肿块，务必咨询医生，进行进一步检查，包括X射线检查，以确定是否存在骨化性肌炎。

为了防止骨化性肌炎，应在受伤后进行充足的休息，然后再开展后续治疗。

# 二、大腿伤后功能恢复

## （一）腘绳肌拉伤康复

在康复过程中，强化肌肉和恢复肌肉柔韧性是关键。对于轻度肌肉拉伤，应重复进行肌肉收缩训练，并进行充分的伸展体操训练。对于部分肌肉撕裂和完全撕裂的中后期，应在进行静力性训练和伸展训练的同时逐渐恢复肌肉力量。随后，可以进行肌肉的伸展体操训练。一旦肌肉获得一定程度的康复，就可以进行整体肌肉的动力性训练。但这不应仅限于单一的腿屈曲动作，还应包括同时使用髋关节和踝关节的训练。

## （二）查理·赫斯（Chaly House）损伤康复

在康复过程中，伤者可先尝试做患部的伸展体操，然后逐渐过渡到强化肌肉的阶段。伸展体操的练习必须在没有引起疼痛的范围内进行，避免过度练习，以免导致骨化性肌炎的风险。只有当患部周围关节的可动范围恢复到正常水平时，才可以进行肌肉力量的强化训练。强化肌肉训练不仅包括直线式的肌肉收缩，还需要进行反向肌肉练习。在锻炼前后要进行冷敷按摩。如果康复进展不良，应及时就医。

需要特别注意的是，在进行上述锻炼时，损伤部位不应出现明显的疼痛或不适感，否则应立即调整抗阻离心性等动锻炼的角速度或负荷量。如果在锻炼后晚上或第二天早上感到明显的疼痛，也应相应地调整锻炼的参数。经验表明，每3~4小时进行一次上述方案的锻炼效果更好，而不是每天进行一次。

但是，锻炼的间隔时间不应小于2小时，每组锻炼次数也不应超过15次，以避免延迟性肌肉酸痛（DOMS）的发生，同时可以保持肌肉力量锻炼的效果。

在锻炼的间隙时间内进行冰敷、使用支持带等，不仅能巩固锻炼效果，还可以有效预防再次受伤。当患者完全恢复正常训练时，就可以逐渐减少或取消支持带的使用。

## 第九节 小腿部的损伤及功能康复

### 一、常见的小腿损伤

膝关节至踝关节之间的部分为小腿。结构与上肢前臂部相像，由胫骨和腓骨两块骨所组成，由骨间肌及周围其他肌肉将胫骨和腓骨相连。

### （一）跟腱炎

跟腱位于人体的足跟部位，也就是距离足底较近的地方。它连接着小腿的肌肉（主要是腓肠肌和比目鱼肌）与跟骨，起到了连接小腿和足部的作用。跟腱是一条坚韧的筋腱，负责将肌肉的收缩力传递到足跟，使足部可以弯曲和伸直，从而支持我们的步行、跑步、站立等活动。由于跟腱位于足跟后方，因此也被称为跟腱或跟带。

由于跟腱承受身体的最大力量，所以坚韧的同时也有一定的脆弱性，所以在一些特殊情况下，跟腱可能会断裂，比如在跑步和跳跃时，为了提供足够的上升力，小腿肌肉需要承受自身体重的数倍力量，身体上升再落地，这对跟腱来说是非常强大的外力压力，再加上在硬质运动场和体育馆进行训练，跟腱就很容易因过度负荷而疼痛。

此外，只用前脚掌着地、足跟不着地的跑步方式可能导致跟腱缩短，并在用力拉伸时引发损伤。这种情况下，跟腱的连接点、小腿肌肉过渡区域以及跟腱的中央部位都可能出现疼痛症状。

## （二）跟腱周围炎

过度外力和扭转可能会导致跟腱周围的薄膜发炎，这一情况被称为跟腱周围炎。其症状包括轻度肿胀、压痛感，以及在运动时感到的疼痛。跟腱周围炎的发生可能与跟骨的倾斜有关，因为跟腱是一块较宽的带状组织，如果跟骨倾斜，不论是向外还是向内，都有可能导致跟腱受到牵拉和损伤。一旦炎症发生，治愈起来可能较为困难。

## （三）肌肉间隙症候群

肌肉间隙症状常出现在小腿部位，它指的是在这个间隙内部发生内出血，导致该区域的血管和神经受到压迫而引起的情况。通常情况下，这种症状会在未经充分训练的小腿肌肉反复受到外力后突然出现肿胀和僵硬。

一旦受伤，小腿会伴随剧烈的疼痛，不久后肌肉功能会受损，难以抬起足尖，同时在牵拉肌肉时会感到更加剧烈的疼痛，导致踝关节失去承受力。

受伤部位还会发红、发热，并伴有明显的压痛。如果症状进一步恶化，可能会导致无法进行触摸。这种症状常见于专业运动员中，主要原因是训练过度。那些习惯用前脚掌着地的运动员也容易受到伤害，因为频繁用前脚掌直接着地就像是踩刹车一样，会使小腿前部反复承受外力，导致小腿内部发生炎症和血压升高。

## 二、小腿部的各种疼痛

这里涵盖了与小腿相关的各种疼痛情况，通常指的是集中在小腿胫骨后侧内侧的疼痛。较为常见的包括：胫骨后侧面与后胫骨肌肉连接部位受到刺激而引发的骨膜炎，表现为胫骨内侧边缘沿线的压痛，当活动胫骨胫肌肉时会感到疼痛；后胫骨肌肉连接部肌肉拉伤，症状和骨膜炎相似；小腿骨间膜可能因受到各种刺激而引起小腿前部的深层疼痛。

如果小腿前部疼痛还要继续训练，可能会形成疲劳性骨折。

小腿前部的疼痛通常是由过度训练引起的，尤其是小腿骨和肌肉长期承受过大的外力。此外，不正确的跑步姿势、足尖的外翻或内翻，可能会导致小腿骨扭曲，在这种情况下进行训练必然会引发小腿前部的疼痛。

## 三、疲劳性骨折

腓骨是非常容易引发疲劳性骨折的部位，仅次于跖骨，在训练季节开始时较为常见，主要出现在腓骨的颈部周围，伴随着疼痛症状。一般情况下，这一部位没有外伤的记录，初期进行X射线检查可能呈阴性结果，但在3~5周后再次检查有时会呈阳性反应。

引起胫骨疲劳性骨折的原因与小腿前部疼痛的原因大致相同。

## 四、小腿功能的恢复

### （一）跟腱损伤的恢复

跟腱功能恢复包括增加踝关节的柔韧性、强化小腿部肌肉、校正跟骨的倾斜度以及恢复标准的三点支撑，尤其是踝关节的三点支撑功能，如果它得不到恢复，疼痛就会一直存在。

当跟腱疼痛缓解后，请务必更换鞋子，因为长时间穿同一双鞋磨损会导致鞋底不平整，造成踝关节难以实现正常的三点支撑，这可能影响到踝关节挫伤和跟腱炎的康复速度。

### （二）小腿前部疼痛的恢复

这项功能的恢复旨在恢复小腿肌肉的均衡和踝关节的正常活动范围，同时提高小腿肌肉的弹性和柔韧性。具有弹性的肌肉可以有效减缓小腿受到的冲击力，前提是足部已经具备了正常的三点支撑。此外，为了减轻小腿部位的外力，还需要加强大腿和臀部的肌肉力量。在练习前后，进行冷敷按摩有助于减轻炎症。

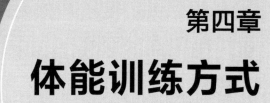

第四章

# 体能训练方式

# 力量训练

## 一、力量训练的原则

力量训练有两大原则，分别是超负荷原则和SAID原则。

### 1. 超负荷原则

超负荷原则是指加在身体上的负荷刺激一定要大于身体能适应的负荷量，以便身体发生适应性变化，提高最大能力。进行超量负荷训练要有计划地进行，要综合考虑训练的方法、负荷、频率，并在训练前期做长远规划。

理论上，每次的训练负荷都要比上一次强，但在增加负荷的同时，也要为运动员留出充分的恢复时间，让身体能慢慢适应，需要根据不同的训练阶段制定具体要加多少负荷。

### 2. SAID原则

SAID原则（人体会对所施加的负荷产生特定的适应性）是指要根据不同的运动项目，做不同的计划。比如，可以通过长跑增加运动员肌肉中线粒体的数量和肌肉的体积，却不能显著增强肌肉的力量，而采取短跑训练，效果就相反。同时，还要注意运动员身体素质和训练水平的差别，根据具体情况调整训练计划。

### 3. 能力提升重点

**在实际操作中，需要重点提升以下几项指标：**

（1）力量和速度力量；肌肉耐力和速度耐力。

力量和速度力量是不同的概念，力量指对外做功一次所能达到的最大输出功率；速度力量的核心"速度"是指产生最大输出功率的速度。

与之相应的，肌肉耐力是说肌肉在无疲劳状态下工作的时间；速度耐力，则指肌肉在最大输出功率的状态下工作时所能持续的时间。

（2）心脏、血管运送氧气的能力，肌肉和组织运用氧气的能力。

（3）爆发力和运动幅度：即最短时间内产生最大力量的能力，以及关节在整个运动过程中所能达到的最大角度。

（4）新陈代谢的能力。不同的身体状况，不同的运动项目，都会影响新陈代谢的能力。

## 二、设计力量训练

力量训练的主要练习应锻炼两个以上的关节和大肌群。次要练习则要关注小肌群，可通过快举增加肌肉力量和速度力量。

从事不同项目的运动员，要根据自身情况选择适合自己的练习，包括相同肌群的练习，关节活动角度相同的运动等。比如，足球运动员的练习中就至少要包含一项对大腿、小腿、胸背部、颈肩部的练习。总之，一套科学的训练计划应包含一定的特异性练习。

足球运动员赛季前的训练，包括每天都要做2~3组爆发力训练，3~4组主要练习，4~6组次要练习，而赛季后的训练则以主要练习为主。

科学的阶段性练习能提升运动员的能力，实验表明，可以提高肌肉收缩和舒张的能力。还能更好地帮助运动员身体恢复、减少运动损伤的发生。

大致说来，练习时应先开展主要练习，再进行次要练习和常规练习；先做爆发力的训练，再做力量训练；腹部和背部的训练一般放在整套练习的最后。

爆发力练习一般会设计3~6组，每组重复1~3次；肌肉力量练习3~5组，每组重复3~8次；增加肌肉体积的练习一般做3~6组，每组8~12次；肌肉耐力的练习一般需要2组，每组次数较多，需要做15~20次；次要训练应该完成2~3组，每组8~12次。

真正开展练习后，这些训练的次序和强度会在一定时间内被固定下来。同时还要注意一些细节。比如每次练习前都要认真做准备活动；推拉练习和上下肢的练习要交替进行；在赛季的不同阶段，需要对练习的次序进行调整；爆发力训练要控制好次数，每组不要超过5次，即使着重训练某一部位的爆发力也不要超过6次；要遵循渐进性原则，无论是训练次数，还是训练强度，都要循序渐进；过度训练一般发生在运动员水平的上升和下降期，需格外留意。

进行力量训练还需要计算负荷，负荷通常用最大力量的百分比，每次完整动作的最大力量表示。

如何判断运动负荷是否合适呢？

一个比较简单的判断方法是，如果每次的训练次数在10次以下，最后几次会感觉非常吃力，就说明负荷量合适。

至于1RM抗阻负荷，如果做爆发力练习，需要用近80%的力量训练，如果锻炼肌肉力量，需要用80%~90%的力量；如果以增加肌肉体积为目的，要用70%~80%的力量；如果要增加肌肉耐力，只需要60%~70%的力量。如果负荷过重时，运动员在训练一开始就会感觉非常吃力。

增加肌肉力量和训练完成的次数有紧密关联。实验证明，运动员做肌肉力量的练习，如果计划做3组动作，每组动作完成8次，那么最后一组动作若完成6次以上，就说明训练计划合理。相反如果最后一组动作完成的次数少于6次，则说明负荷过大，而如果多于10次，则说明负荷过重。也就是说，为了达到理想的训练效果，最后一组动作至关重要，运动员应该努力完成计划所需的次数。

在同样的训练方式下，力量的增加幅度取决于运动员的体重，这点对确保运动的安全非常重要。而增加的量，还要根据具体的训练部位来定，通常训练大肌肉群要增加的负荷，比训练小肌肉群的多。

## 三、休息方法

适当的休息不但有助于减少运动损伤，帮助运动员恢复状态，还能更好地提升运动员的力量。在运动间隙做30秒的休息，可以提升肌肉的耐力。

考虑到休息的时间，目前大致有3种训练计划模式：①每周进行三天或七天的练习；②每周练习四天，但每次练习要锻炼不同的部位；③每周训练六天，但要为训练分类，一类每周训练两次，剩下的在其余两天进行。

运动的负荷可以根据训练的频率确定。如果每周训练三天，可以将不同负荷的训练分开设置。比如周一集中进行大负荷训练，周二休息，周三开始小负荷训练，周四休息，周五做中等负荷的训练。

每周训练四天的话，则周一可以安排大负荷；周二做小负荷，周三继续小负荷，周四休息，周五再做大负荷训练。

总结起来，针对身体某个部位的训练，每周要保证1~3天的用于专门训练的时间，要确保按时完成训练计划，但不能连续进行同一关节和肌肉的训练。也不要在一天之内对同一部位做大负荷和高强度的训练。

同时，运动的负荷要根据运动阶段的推进而增强，如果一直维持同样的负荷，反而会让运动员的能力降低。每隔一段时间，都要检测一下运动员的IRM设置得是否合适，特别是新运动员，这个周期性的测试更加重要。最好每天都观察运动员的训练状态，以便及时调整。

如果运动员出现肌肉末梢僵硬和酸痛，或无法完成平时能够完成的运动量，安静时心率加快血压增高，无原因的体重下降和食欲下降，经常感冒或有其他的病症时，则说明力量训练过度，要花更多的时间休息。

## 第二节　耐力训练

耐力是指人体在相对较长的时间内，保持特定强度负荷或动作质量的能力。

人体耐力的提高，会直接导致人体的内脏器官生理功能的提高，比如心血管系统功能的提高，以及有氧代谢能力的改善。同时，还表现为人体的骨骼肌和关节韧带等能够承受更长时间的负荷。因此，耐力训练对人的生活能力及运动能力有重要的影响。

耐力在不同的竞技体育运动项目中有着不同的作用。耐力也受多种因素的影响。

### 1．运动员的心理素质

运动员赛前的心理状态以及运动员是否足够自律、在面对挑战时是否能够勇敢面对，这些因素都直接影响到耐力。

### 2．耐力的变化是一个日积月累的过程

人体耐力的变化是一个漫长的过程，要遵循循序渐进的原则，不可急功近利，否则就会产生运动过量和潜在的受伤风险。

### 3．调整好节奏

不管做哪项运动，都要找到最适合自己的节奏，并在体力允许的情况下，保持自己的节奏。

第三节 速度训练

## 一、速度的类型

速度训练的目的是提升运动员的速度素质。速度素质指人体快速运动的能力，也指人体或人体某一部分快速移动、快速完成动作和对外界信号快速做出运动反应的能力。它是非常重要的运动素质，极大地影响着运动员的竞技能力。

根据运动员在运动时表现出来的不同的速度特征的不同，速度素质可分为反应速度、动作速度（含动作频率）和位移速度。速度训练也可以从这几个方面入手。

### 1．反应速度

反应速度指人体对各种信号刺激（声、光、触等）快速应答的能力。衡量这种能力的标准主要为"反应时"。

"反应时"指从给予运动员信号刺激到运动员开始产生动作为止的时间，由感觉时（接受刺激）、决定时（思维时）组成，是人的大脑皮质中枢神经系统的反应能力。

在具体的训练中，人们通常用反应时来衡量一个运动员的反应是快是慢。但要注意的是，同样一名运动员，对不同的信号，反应时也可能有很大的差异。所以在训练时，要根据不同项目的特点来测量运动员对特定信号的反应时。

如短跑、游泳等项目的运动员，通常是在接收到听觉信号后开始行动，所以需要测定他们对听觉信号的反应时。而乒乓球运动员在比赛中，需要对球的运动迅速做出反应，依赖的是视觉信号。

### 2．动作速度

动作速度是指人体完成单个或成套动作的速度，是技术动作中至关重要的部分。动作速度主要表现为人体完成单一或成套组合动作，比如伸展、挥摆、击打、蹬伸、屈伸等的快慢，以及在单位时间里连续完成单个动作时重复次数的多少，即动作频率（动作速率）。所以，动作速度又被分成单个动作速度、成套动作速度、动作频率（动作速率）。

3．移动速度

移动速度是指在运动中，单位时间里运动员身体快速移动的能力。从运动学上讲，移动速度是距离（$S$）与通过该距离所用的时间（$t$）的比。在具体的训练或比赛中，是以人体完成确定距离所用的时间来衡量。比如，完成100米跑所用的时间，网球运动员急转所用的时间等。

4．3种速度的关系

这三种速度虽然有明显的区别，但联系非常紧密，不能疏忽任何一种。

移动速度由不同的单个动作速度组成；反应速度往往是移动速度的开始（如起跑、起跳）。反应速度快不代表动作速度和移动速度也快，同样的，动作速度和移动速度快，反应速度不一定快。以跑步运动员为例，有些运动员起跑快，但跑得慢；也有些运动员起跑时表现平平，但跑得很快。

绝大多数情况下，这三种不同的速度都不会单独出现，都会在具体的项目上发挥各自的特性。所以要提升运动员的成绩，在日常训练中，就需要从这三种速度类型综合入手。

## 二、速度训练的方法

### （一）训练反应速度

反应速度的快慢和运动员接收信号的能力、对信号进行选择性分析的能力、信号沿反射弧传递的速度以及肌肉应答性收缩的能力息息相关，且关键在于"信号"，所以要提升运动员的反应速度，可选择信号刺激法。

信号刺激法又包括固定信号源单一信号的练习、移动信号源单一信号的练习、固定信号源选择信号的练习、移动信号源选择信号练习等。

固定信号源单一信号的练习，可根据具体项目的特点设定，比如跑步运动员的发令起跑训练；乒乓球、羽毛球、网球、排球等运动员的多球训练；篮球、足球运动员的"视听信号启动训练"。

移动信号源单一信号的练习也是如此。排球运动员在收到不同方位传来的信号后，要迅速做出反应，把球传给同伴。拳击手需要进行神经反射练习，任何方位出现信号，都要尽可能迅速地用手去碰触。

固定信号源选择信号的练习可以配合固定信号源单一信号的练习一起进行。比如，乒乓球运动员进行多球训练时，教练员会用不同的方式打过来球，而运动员需要在极短的时间内，做出判断，以最合适的方式应对。

移动信号源选择信号练习也与之类似，需要从不同方位发出不同的信号，运动员要迅速做出选择性回应，如飞碟射击运动员的训练。

使用信号源刺激法，要注意以下一些事项。

（1）提高运动员的反应速度重点在于提高运动员集中注意力于信号出现的能力。需要运动员对可能出现的信号的类型，信号出现的方向、强弱和具体特点，都有一定的了解。要高度集中注意力，调动视觉、听觉、触觉等多种感官，搜索信号。只要信号出现，立即做出相应的反应。

（2）不同项目的运动员，需要的刺激信号不同，要根据具体项目的特点，有重点、有计划地设置不同种类的刺激信号，才能有效提升运动员的反应速度。

比如，短跑、游泳、短道速滑等竞速类项目，就要侧重对运动员听觉信号的训练，以便运动员获得出发优势；而拳击、击剑、摔跤、篮球等对抗性强的项目，就要侧重对运动员进行视觉信号的训练，以便运动员可以更好地对对手的动作采取应变或调整战术；而像足球、排球这样注重团队配合的项目，则需要综合进行听觉、视觉信号的训练，以便运动员可以更好地捕捉同伴传来的信息，并迅速做出正确判断。

（3）除了重点对比赛中会出现的信号进行训练外，还要设计不同的信号刺激方式，不断调动运动员的敏锐度，保持运动员的训练兴趣。如对短跑运动员进行起跑速度的训练时，可以不时变换声音信号，在口令、击掌、发令枪、口哨之间进行切换。

（4）根据项目的特点确定信号刺激的强度。要确保在训练时，运动员状态良好。特别是短跑、游泳、短道速滑等竞速类项目，尽量不要在运动员处于疲劳状态时进行练习，且练习的次数不宜过多，以免产生反效果。对抗性项目的运动员，则需要兼顾体力充沛和略感疲惫这两种状态，分别设计不同的信号刺激训练。

## （二）训练动作速度

无论什么部位，其动作速度的快慢基本上都要取决于运动员中枢神经系统的功能以及引起该部位运动的肌肉力量的大小。这就意味着，在日常的训练中，要根据不同项目的需求，设计不同的训练方法，提高运动员的动作速度。

其中经常用到的有高强度的重复训练法，比如乒乓球运动员的徒手挥臂速度练习和持重物的挥臂速度练习；跳高运动员的快速收腹训练和快速举腿训练；体操运动员在教练帮助下完成的快速摆腿振浪练习等。

一些运动员会以减轻负荷的方式提升自己的运动速度。比如投掷运动员会在训练中特地使用较轻的器械进行练习，以熟悉运动速度加快的感觉；而也有运动员会用加重负荷的方式进行练习。像田径运动员，会在日常训练中，在腿上绑沙袋，进行摆腿练习。再将沙袋取下，重复练习，以提升起跑、起跳时的摆腿速度。

总之，因为运动项目的不同，运动速度练习的方法很多，但相同的是，在做运动速度练习前，必须做好热身和准备活动。

绝大多数运动速度练习都需要在短时间内快速完成，要确保神经系统能维持一定的兴奋程度。练习的次数和时间都要以保持最大运动速度为前提。如果需要进行重复练习，则要根据肌肉消耗的情况设置时间间隔，以减少对肌肉的损耗。

## （三）训练移动速度

移动速度以单位时间里位移的距离作为评判的标准，其含义与物理学中速度的含义一致。周期性竞速项目与非周期性竞速项目对运动员移动速度的要求不同，这决定了训练的方法和手段也不同。

具体来说，径赛运动员可以用快速小步跑、原地快速交换踏脚、原地高抬腿等练习，提升自己的移动速度；自行车运动员会着重训练快速蹬踏的能力；而游泳运动员为提升移动速度，主要会进行快速打腿、快速划水等练习。

周期性竞速项目和非周期性竞速项目，决定移动速度的要素不同，前者主要取决于运动员全程的动作频率（即单位时间内完成的动作周期数）以及每一个动作周期在特定运动方向上的位移幅度。

对这两个方面进行有的放矢的科学训练，可以大大提升运动员的比赛水平。它们需要教练员制定加强运动员中枢神经兴奋抑制转换速度的练习，并注意加强运动员肌肉的收缩力量和放松力量，同时改进动作技术和相关运动装备的柔韧性。

## 第四节 柔韧素质训练

柔韧素质是指人体各个关节的活动幅度以及肌肉、肌腱和韧带等软组织的伸展能力。柔韧性较差的人，会在一定程度上影响掌握动作技能，还会影响肢体协调性，也有会造成肌肉、韧带损伤的风险。

对柔韧的训练可分为：主动柔韧性练习和被动柔韧性练习两种。

主动柔韧性是指依靠相应关节周围肌群的积极工作，完成大幅度动作的能力。主动柔韧性训练可起到发展力量素质的作用。

被动柔韧性是指运动者被动用力（或借助外力）时，关节所能达到的最大活动幅度。

影响柔韧素质提高的因素有以下几点。

（1）肌肉、韧带组织的弹性不仅取决于性别和年龄，还取决于中枢神经系统的兴奋度。

（2）关节的骨结构是柔韧性最不易改变的因素，基本上由遗传决定。

（3）过度紧绷的肌肉不利于训练肌肉的张力。所以，在训练过程中，身体和情绪的放松也是至关重要的。

柔韧素质训练主要包括以下几种方法。

（1）主动或被动的静力拉伸方法。缓缓将肌肉、肌腱、韧带拉伸到有酸、胀、痛感并略停留一定时间（6~8秒）。

（2）主动或被动的动力性拉伸方法。有节奏的、速度较快的、幅度逐渐加大的多次重复一个动作。用力不宜过猛，幅度一定要由小到大。每个练习重复5~10次。

主动的动力性拉伸方法是靠自己的力量拉伸，被动的动力性拉伸方法是靠同伴的帮助或负重借助外力的拉伸。

灵敏素质训练

灵敏素质是指应对突然变换的情况时，运动员能够迅速、准确、协调、灵活地改变身体运动的空间位置和运动方向，以适应变化的外界环境的能力。

## 一、影响灵敏素质的因素

（1）生理因素。影响灵敏素质的生理因素主要有：大脑皮质神经反应的灵活性、前庭分析器的功能、运动分析器的功能等。

（2）动作的熟练程度。动作的熟练程度和灵敏性成正比。

（3）疲劳程度。大脑在疲劳的情况下反应会迟钝、运动速度会下降、动作不协调等，灵敏性显著下降。及时消除疲劳，保证良好体力，是发挥灵敏素质的最佳效果。

（4）整体身体素质水平。灵敏素质是身体各项素质综合能力的体现。通过爆发力量，控制身体的加速或减速；通过耐力素质的提高，保证长时间的工作能力等。

（5）身体形态。研究发现，体重较重的个体由于运动时惯性较大，要想灵活地改变在运动中的方向就相对比较困难，所以自身的灵活性也会降低。肌肉发达适度的中等身高或者较为矮小的个体，往往在运动时也会表现得非常灵活。

（6）心理因素。情绪的变化，比如过度兴奋或过度抑制，就会使肌肉和神经都处于迟钝状态，影响到灵敏素质的发挥。

（7）环境温度。气温较低时，韧带等软组织的弹性也比较差，因此会影响肌肉收缩的速度，降低关节的灵活性与肌肉韧带的伸展性。

## 二、灵敏素质训练的方法

### （一）"十"字变向跑

站姿准备，地上准备简单的标志物，摆成"十"字形，运动员按一定顺序，在不触及标志物的情况下，快速跑完全程的练习。

## （二）象限双脚跳

在一块画有"十"字线（每条线长1米）的场地进行。听到信号后，双脚同时并跳，依次跳四个象限的练习。

## 三、灵敏素质训练时的注意事项

（1）采取多种训练方法，这样不仅能够提高效果，还可以避免练习过程过于枯燥，提高练习者的训练积极性。

（2）提高灵敏素质的发展应该与各项素质的发展结合在一起，不能一味只求发展灵敏单一素质，要全面发展综合素质。同时，灵敏素质的发展还要与具体的技术动作结合在一起，因为不同运动项目对灵敏素质的要求是不同的。

（3）适宜负荷。灵敏素质的练习时间不宜过长，重复次数不宜过多。练习时要有足够的休息时间，但休息时间又不可过长，既不要使机体过于疲劳，也不要使中枢神经系统的兴奋性下降而影响灵敏素质的发展。一般练习的时间如果达到1分钟，休息时间应该在3分钟左右。

## 第六节　协调素质训练

协调素质是在进行运动的过程中，人体统合神经系统、肌肉系统以及身体各个部分来做动作的能力，是一种集灵敏、速度、柔韧等多种身体素质于一体的综合性能力。简单来说，就是人体在不同系统、不同部位、不同器官协同配合下完成技术动作的能力。

在神经系统的综合控制下，人体运动协调能力又可以分为反应能力、空间定向能力、本体感知能力、节奏能力、平衡能力和运动认知能力等多种要素。想要提升自己的协调素质，必须强化每一种专项能力。

（1）增强反应能力的训练。反应能力，是指人的神经系统及动作的快速应答能力。反应能力的训练通常采用反应速度的训练方法，如对移动目标的变化作出反应等练习。

（2）增强平衡能力的训练。平衡能力，是指人体维持平衡的本领。人体保持稳定姿势的能力，是保证人体基本静态位置的关键能力，也是人体有效完成动作的基础。可以通过加强关节稳定性，来发展身体的平衡能力。也可以借助力量练习器不断改变阻力的大小，提高受训者在改变阻力的情况下完成训练的能力。

（3）增强节奏能力的训练。节奏能力，是指在训练过程中，人体在完成动作的时间和力度上呈现出来的快慢、强弱变化的能力。

（4）增强空间定向能力的训练。空间定向能力，是指人体对外界物体空间位置的判断以及对自身运动空间位置判断的能力。在实际训练过程中，可以借助一些工具进行空间定向能力的训练，增强受训者承受强负荷的能力。

（5）增强距离感知能力的训练。距离感知能力，是指人体对距离的准确判断与控制能力，该能力对投掷运动项目有着重要的作用，可以通过固定投掷距离的方式提高人体的肌肉控制能力，通过投准的方式提高控制器械的能力。

（6）增强专门感觉能力的训练。专门的感觉能力与运动项目的运动方式和运动环境密切相关，可在各种专项训练中得到发展，如游泳训练时的水感、篮球运动中的球感等。

在进行协调素质训练时应注意以下问题：应全面强化综合体能素质；将协调素质训练作为每天的重要训练内容予以安排；使用更多的训练手段，全面提升协调素质。

第五章

# 功能康复及
# 体能训练的
# 应用及创新

传统中医疗法

## 一、推拿

在运用推拿手法治疗过程中，通常是放松、修复、放松的手法操作模式。放松类手法的种类较多，每一种手法都有其特定的技术操作要求，但一般认为均必须符合持久、有力、均匀、柔和、深透的基本技术要求。

### （一）推拿的技术要求

**1. 持久**

推拿的持久是指手法能够按照规定的技术要求与操作规范，持续操作一定的时间，保持动作的连贯性。较长时间的操作，才能取得预期的疗效。

**2. 有力**

力量的大小，要因人而异，基本原则是既保证疗效，又避免发生不良反应。

**3. 均匀**

动作速度要均匀，动作幅度要均匀，力量要均匀。通过节律性的良性刺激，才能达到更有效的效果。

**4. 柔和**

动作要稳柔灵活，用力平稳，讲究技巧性，动作变换自然流畅，毫无涩滞。

**5. 深透**

刺激不能局限于体表，而要达到组织深处的筋脉、骨肉。

### （二）操作要求

推拿的操作应符合稳、准的基本技术要求。

**1. 稳**

强调在施行手法整复时，做到平稳自然、手法轻柔，切忌生硬粗暴。

**2. 准**

首先必须明确手法的应用指征，正确施用；其次，在手法操作过程中，位置要准确。

## （三）注意事项

推拿属于中医外治法之一，它对骨伤科、内科、外科、妇科、儿科和五官科等的许多疾病均有较好的治疗效果，而且还具有强身保健、预防疾病的作用。运用手法治疗前一定要明确推拿的适应证和禁忌证。推拿适用于各种软组织病变、关节错缝、腰痛、胸胁迸伤、椎间盘突出症、颈椎病、落枕、漏肩风、类风湿性关节炎、颞颌关节功能紊乱症和骨折后遗症等。操作前要指导患者选择好正确的体位。要指导患者选择感觉舒适、自然放松，既能维持较长时间，又有利于医生手法操作的体位，比如仰卧位、俯卧位、侧卧位、端坐位、俯坐位。具体运用什么手法，应根据疾病的性质、病变的部位、治疗的对象，并结合各手法的特点，灵活地辩证选择。手法的力量与刺激性成正比关系。

手法操作时间的长短对疗效有一定的影响。每次治疗一般以10~20分钟为宜，久症、重症可适当增加时间。

## 二、药物浴疗法

在浴水中加入药物以治疗疾病的方法称为药物浴疗法。溶于浴水中的药物成分通过皮肤产生治疗作用，同时药物在空气中的蒸汽成分通过呼吸道进入人体也产生治疗作用。

### （一）药物浴的方式

全身浴、半身浴、局部浴、坐浴。全身浴时患者取半卧位，安静浸于浴水中，使头、颈、胸部露出水面，水温高时额部需冷敷，每次治疗10~20分钟，每日或隔日一次，15~20次为一疗程。半身浴、局部浴、坐浴的水温可稍高，治疗时间和疗程可稍长。

### （二）常用的药物浴的种类

#### 1. 盐水浴

在普通盆浴中加入1~2千克食盐，使浴水中的盐浓度达到1%~1.5%，水温为38~40℃。这种高浓度盐溶液对皮肤的刺激可使血管扩张，改善皮肤血液循环和代谢，适用于多发性关节炎、肌痛、多发性神经炎的治疗。

### 2．松脂浴

在普通盆浴水中加入50～75克松脂粉，浴水变为晶莹的黄绿色，散发出松脂的芳香气味，水温为36～38℃。这种溶液对神经系统有镇静作用，适用于兴奋过程占优势的神经衰弱、I–H期高血压病的治疗。

### 3．苏打浴

苏打浴又称碳酸氢钠浴。在普通盆浴水中加入75～100克碳酸氢钠，水温为36～38℃。这种溶液的温热作用强，可使机体吸收较多的热量，并有溶解皮脂、改善代谢的作用，适用牛皮癣等皮肤病。

### 4．中药浴

在浴水中加入适用于不同疾病（如：皮肤病、关节炎、扭挫伤等）的中药煎剂滤液。局部浴及坐浴时可趁药液温度高、蒸汽多时先熏，待温度下降时再洗。

## 三、针灸疗法

针灸可以通过刺激人体的穴位来达到治疗疾病以及保健的功效。运动损伤也可以用针灸来缓解不适。

针灸现在主要运用于3类病症的治疗：

①针灸对疼痛疾病的止痛。

②对颈椎类疾病的止痛。

③腰背疾病方面的止痛，如坐骨神经痛、膝盖膝关节的疼痛，止痛效果较好。

## 第二节 富血小板疗法

在阐释富血小板疗法前，先了解一下什么是富血小板血浆（Platelet–rich plasma，PRP），它是自体全血经离心后得到的血小板浓缩物，具体采集方法是，将全血置于室温下4～6个小时，然后用27.5～37.5转/分的低速离心15～20分钟，或以1220转/

分的速度离心5分钟，以便让红细胞和白细胞下沉，重量较轻的血小板浮在血浆上部。这样得出的血浆，血小板数目会比普通全血的至少要高3倍——也意味着所含生长因子的数目增多——所以得名"富血小板血浆"。

富血小板血浆疗法通常需要输入高浓度的血小板，这个过程是通过生长因子的相互作用和相互调节完成的。而生长因子一经分泌，就会立即黏附在靶细胞膜的表面，激活细胞膜受体，进而促进信号蛋白的出现，帮助细胞实现正确的基因表达。

在实际应用中，往往需要先采集运动员的鲜血，将它们离心后并注入凝血酶和氯化钙，制成富血小板血浆，再注射进运动员的受伤部位，帮助患处愈合。通常一次治疗只需要采集20~30毫升的血液。

值得一提的是，在这个过程中，生长因子没能进入靶细胞中，也不会改变靶细胞的遗传特点，而仅仅是加快其愈合的过程。

很多实验都已证明，细胞因子可以帮助组织修复、重建。

富血小板疗法经常运用在半月板损伤修复、韧带和肌腱的损伤修复，以及骨损伤的修复上。

## 一、半月板损伤修复

受损的半月板由于循环供血量的减少，自行修复的进展非常缓慢。而传统的治疗方法在确保关节面完整、恢复关节功能、修复受损部位软组织、避免关节退变等方面，治疗效果都较不理想。

而运用富血小板疗法，将富血小板血浆注入受损关节，则可以加速软组织细胞的生成，缓解软骨纤维化的速度，激发自体的修复能力，减轻痛苦。再搭配科学的康复计划，则恢复的进程会显著加快。

需要注意的是，在注射富血小板血浆后，可以进行冰敷，一天两次，每次15~20分钟。如注射部位有肿胀感，则应停止注射2~3天，再做观察。

## 二、韧带、肌腱损伤修复

韧带和肌腱的损伤在运动员中非常常见。肌腱组织由腱细胞、纤维胶原蛋白和水分构成，受伤后，其毛细血管减少，供血量也会相应减少，所以恢复速度往往并不理想。

对韧带和肌腱损伤的治疗方法有很多，比如向患处注射有抗炎功效的药物，利用超声波进行物理治疗，或采用电针法促进患处血液循环，虽然效果都不错，但都需要比较长的康复周期，对训练的影响较大。但采用富血小板疗法，则可以大大激发患处细胞的增殖能力，加速毛细血管的再生，同时减少瘢痕、避免组织纤维化，进而推进恢复的速度。所以近几年，越来越多的人青睐富血小板疗法。

## 三、骨损伤修复

骨损伤是常见的运动伤害，同样有很多种治疗方法，比如骨移植、生物材料填充、基因疗法等。但大部分治疗方法，都有自己的困难所在。比如若采取自体骨源移植，要受数量限制；采取生物材料填充，则又要面对排斥感染的风险。

但采用富血小板疗法，就不会出现上述问题。富血小板疗法可以在显著加快新骨形成的同时，提升骨骼的质量，且在凝血酶被激活生成血小板-白细胞凝胶后，还会激发出吞噬和杀菌的功能。其释放出的生长因子，还有着缓解炎症和疼痛，帮助组织细胞生成的功能。相对于传统疗法，操作更为简单，风险更低、价格也更为便宜。

富血小板疗法已经越来越被广泛地运用于运动员的康复，很多运动员都曾因它获益。但有免疫疾病、血小板或凝血功能异常的人，不建议使用这一疗法。

## 第三节　EMS技术

EMS（electrical muscle stimulation）即"肌肉电刺激"，可以帮助运动员强化体能、提升运动效率，还能运用于修复运动损伤和体重控制，安全、高效，方便。

使用前，需要将设备用有线或无线的方式接通，穿上贴身的专业服装后，用开启带蓝牙装置的无线仪器，选择训练模式。主要有三种训练模式：肌肉力量训练模式、心肺功能训练模式以及放松模式。

使用时，要让带有脉冲功能的湿性电极片直接接触皮肤，以便模仿肌肉运动的收缩方式，刺激脑神经，完成运动。

EMS技术的训练各模式的侧重点不同。力量训练模式，侧重于减少肌肉的消耗，激活肌肉功能，提升运动效率；心肺功能训练模式，侧重于降低单位时间内的能量消耗，增加运动员肺活量，加强心肌功能和氧气供应效能，缓解神经疲劳；放松模式，一般用在训练后，可以高效地排解人体内堆积的乳酸，让运动员更快地恢复状态。

综合运用这三种模式，不但有助于提升运动成绩，还能延长运动员的运动寿命。

将EMS技术运用到日常的运动中，有很多优点。首先，它的适配性非常强，可以帮助不同身体特点的人高效地完成运动目标。无论是正常训练，还是康复性训练，无论是大体重运动员，还是运动基础较弱的普通人，都可以使用。不但如此，平时进行有氧训练、无氧训练、组合型训练90分钟达到的效果，有了EMS技术，20分钟即可实现。

另外，运动员的训练强度较高，关节的负荷也就较大，使用EMS技术，还可以在很大程度上减轻关节压力，从而减少关节伤病的风险。特别是进行抗阻训练，往往会搭配负重训练，更推荐使用EMS技术，通过电流刺激神经元引起肌肉收缩，进而缓解关节压力，帮助关节活动受限的人群拥有更大程度的活动能力。而基于这一特性，EMS技术也常被用于复健人士的日常训练中。

EMS技术对保护运动员的肌肉健康也大有帮助。职业运动员的训练年限长，强度大，非常容易出现肌肉含量流失的情况，若肌肉出现损伤，修复的时间也比较长，影响比赛时的状态。以前，为避免这一情况，很多运动员会在训练前后服用蛋白质制品。但相比EMS技术，这种方法的效果不大容易被感知。而EMS技术在减少运动员肌肉流失的同时，还能降低运动员的疲劳感，提高训练质量。

有减重需求的人士，也很适合使用EMS技术。该技术可以促进血液循环和新陈代谢，其低频脉冲还能加速血脂代谢和胰岛素的分泌。如果用它进行全身性的训练，又能增加肌肉的强度，让肌肉保持在中低强度的收缩状态，更有利于脂肪的消耗。

持续进行12周EMS训练，平均可以减轻近6千克的体重。

通常人们减重，要么节食，要么进行高强度的运动，或是将两者结合。但这些不但很难坚持到减到理想体重，一旦稍有松懈，就会出现反弹，还容易对身体造成损伤，如过度节食会造成营养摄入不均衡，甚至出现厌食症等严重后果，高强度运动又容易伤害关节，特别是大基数减重者。

而采用EMS技术，每周进行一两次训练，就能取得以往3～5次运动的效果。更重要的是，采用EMS技术可以锻炼到全身90%的肌肉，能在较短时间内实现全身减重，而一般的器械训练往往只能锻炼某个部位，要取得肉眼可见的全身减重效果，要花费很长时间。

## 第四节 直流电疗法和低频脉冲电疗法

直流电是指方向不会因时间而变化的电流，用作治疗的直流电，电压不超过100伏。由于人体本身就是导电体，接触直流电后，人体内的离子会向不同方向的电极移动，进而改变组织内离子浓度，增强细胞的通透性。

直流电能帮助血管扩张，强化局部组织的新陈代谢。但直流电分正极和负极，正极能降低组织的兴奋度，负极则可以将组织的兴奋度提高。

在实际运用中，多采用专业的直流电疗机进行治疗。电疗机上有包裹着吸水衬垫的薄铅片或导电橡胶电极。使用时，需要将浸湿的衬垫按照对置或并置的方式，贴在需要治疗的部位。然后按照$0.03mA/m^2 \sim 0.1mA/m^2$的强度进行治疗，持续$15 \sim 20$分钟，可每天进行，也可隔天进行。

正如前面所说，直流电的负极和正极功能不同。人们也利用这一点促进运动员骨折的愈合。具体来说，是采用$10 \sim 20$微安的直流电，将微电流发生器固定在夹板处，让负极位于骨折部位，正极位于其周围的皮肤，持续通电$1 \sim 4$个月。

而如果采用接近人体生物电流强度的正极微直流电，即$0.001mA/m^2$，则可消除心律不齐，帮助心室恢复收缩功能，缓解心肌缺血。

同时，直流电疗法还可以帮助药物导入，利用同性相斥的原理，把药物中的阳离子从正极、阴离子从负极，通过皮肤或创口导入人体。

运用这种方法，离子会聚集在表皮，慢慢渗透到淋巴和血液中，相比肌肉注射，药效发挥的时间更长。但每次能导入的药物数量很少，只占药物总量的2%～10%，且作用的部位也很浅，对身体的影响较小。人们一般用这种方法配合特定药物，消除慢性炎症，防止疤痕粘连和伤口感染。

低频脉冲电疗法，是用1000赫兹以下的脉冲电流进行治疗的方法。因为脉冲电流是电压或电流短促的变化导致的，可以迅速引起人体内离子浓度的变化，进而刺激运动神经、感觉神经。

脉冲电流的形式非常丰富，人们经常用它进行康复治疗。比如，用它刺激肌肉以促进血液循环，帮助肌肉有节律的收缩，避免肌肉中的水分大量流失，防止代谢紊乱，抑制肌肉萎缩、肌肉纤维化等。

值得一提的是，肌肉萎缩通常出现在发生损伤的第2、第3周，一旦确诊，应尽快开始治疗。而肌肉纤维化常在挫伤、拉伤后出现。治疗时，要注意避开正常的肌肉和神经，只刺激患部肌肉，且需要根据具体情况确定脉冲上升时间和持续时间。

通常来说，多选择三角波进行治疗，如果是神经轻度失活，脉冲上升时间应为10～50毫秒；如果是中度失活，则为50～150毫秒；重度失活为150～300毫秒；极端失活为400～600毫秒。待确定脉冲上升时间后，再在此基础上乘以1/3或2/3以确定脉冲下降时间。至于脉冲的持续时间，则和脉冲上升时间相等，脉冲的间歇时间则是脉冲持续时间的3～5倍。而电流大小则要以能引起患处肌肉明显收缩为准。

在使用这一方法进行治疗时，每次都要让患病肌肉收缩40～60次，每天需坚持治疗1～6次，直到神经得以恢复。

## 第五节　在体能训练上的应用

电竞已经是亚运会的正式比赛项目，中国队在很多电竞游戏上都取得了瞩目的成绩。现在越来越多的人已经开始从"运动"而不只是"游戏"的角度看待电子游戏。

另一方面，越来越多的人也注意到，电子游戏有助于提升团队配合度、运动员的全局意识、空间感、专注力和决策力，也开始将"电子游戏"融入日常的运动训练中。

国家体育总局已经着手将电子游戏引入运动训练，且取得了一定的效果。借助科技的发展，电竞技术结合AR、VR、云计算、大数据采集等，可以很好地帮助教练根据运动员各自的特点制订科学的训练计划，更高效地提升训练水平。

电竞技术在足球、篮球、排球、棒球等侧重配合的团体竞赛项目中发挥的作用，已经愈发受到重视。这些运动项目和电子竞技有很多共通之处，都非常依赖场上的运动员和场下的教练组共同决策，都要根据比赛的情况随时、果断地调整策略达成目标，都既要充分发挥个人优势，又要关注和其他队员的配合，时而进攻，时而防守，把握时机。

同时，每一个运动员都要不只清楚自己的角色，还要统观全局，有意识地占据好的视野，并且拥有良好的心态和足够强的抗压能力。

需要团队合作取得胜利的竞技型游戏，可以加强运动员上述方面的意识，提升团队整体的应变能力、沟通能力和配合度。

而对运动员个人心理稳定性、专注度要求比较高的项目，如射击、围棋等，也可以在日常训练中加入电子游戏，尤其推荐需要玩家在一定时间内保持高度专注和稳定性，精准把握操作时机的游戏。这些游戏的关卡和操作模式，与运动项目有很多共通之处，可以帮助运动员，特别是年轻运动员以更好的心理状态迎接比赛，能更快适应赛场的环境。

至于对运动员空间感有较高要求、需要进行一定预判的运动项目，如乒乓球、羽毛球等。可以通过电竞技术，如AR等，帮助运动员模拟比赛的情景，让运动员可以在真实的比赛中更好地排除外界的干扰因素，做出精准的判断。同时，还有助于运动员形成特定场景中的肌肉记忆，提升空间感。

一方面，互联网电竞技术形式多样，可量身定制强度和难易度，大部分都不受场地和气候条件的限制，可以很好地为传统的训练模式提供补充，丰富训练体系的内容。另一方面，由于电竞技术多带有很强的娱乐属性，几乎不会带来身体上的疲劳，也很容易被运动员接受，还能在一定程度上减轻运动员的心理压力。

相信随着人们对互联网电竞技术运用于体育运动领域的理解的深入，越来越多的教练组与运动员开始关注这一领域的发展变化，相信未来，人们能更好地挖掘它的潜力。

**PNF拉伸法**

PNF拉伸法（本体感受神经拉伸法）的主要功能是增强肌肉力量，缓解肌肉疲劳，具体说来，它能够在短时间内让疲劳的肌肉恢复最大力量和爆发力，提升运动员的运动能力。

在实际中，运用非常广泛，是一种很受运动员欢迎的训练方法。

比如，在网球运动中，运动员需要频繁的跑动、大力击球，会有很多突然转向和急停的情况，而为了获得更高的球速，下肢还要长时间处在发力的状态中，这不但会造成下肢肌肉的疲劳，还会对关节造成很大的冲击。很多网球运动员在比赛或训练后，都会出现下肢肌肉僵硬、弹性降低、力量下降的情况，既影响成绩，又容易引发伤病。

这类高强度运动引起的肌肉功能的损耗很难通过静坐缓解。但采取PNF拉伸法则效果显著。

做PNF拉伸法前，最好进行以下热身：可慢跑10分钟，待身体活动开，再做5分钟的膝关节动态拉伸。

PNF拉伸法并不复杂，可以很轻松地完成，它大致分为三步，一口气完成所有步骤，休息三分钟，再完成一次，一共需要完成3次。

具体说来，第一步，双腿放松，做10秒钟的被动式静态拉伸，舒展腿部肌肉；然后再放松双腿，做30秒的被动式静态拉伸。

第二步，继续进行被动的静态拉伸，持续10秒，但拉伸重点在髋关节，被牵拉者要有意识地伸展髋部，使腘绳肌全面向心收缩，重复这个动作10次。放松腿部，再进行30秒钟的被动式静态拉伸。

第三步，再进行被动式静态拉伸10秒，这次需要弯曲被拉伸者的髋关节。在保持腿部位置不动的情况下，被牵拉者要持续用力，坚持腘绳肌等长收缩6秒，然后放松腿部，再开始新一阶段的被动式静态拉伸，弯曲或屈曲髋关节，确保股四头肌收缩，持续30秒。

如果要检测PNF拉伸法的效果，如最大等长肌力。可以让运动员坐在等速肌力测试仪上，将等长运动模式的角度设置为-20°，一次运动时间为5秒。可做3次，分别记下数值，取平均值。要测量爆发力，则姿势不变，只需要将运动模式调整为角速度180°/s的向心运动模式，运动5次，做三组，记录数据，取平均值。

最大等长肌力能体现屈肌和伸肌收缩时的最大肌力，影响着运动员跑动、急停、急转等动作的完成，也可以从中了解运动员的身体恢复状态。一些研究认为PNF拉伸法可以有效提高最大等长肌力。

有人发现使用PNF拉伸法可以显著影响肌肉的爆发力，做一次PNF拉伸能明显提升髋关节快速屈、伸肌的效率，但做两次PNF拉伸髋关节的伸肌爆发力又会大幅度下降。爆发力对运动员非常重要，影响着短时间内高强度运动的质量，也是衡量运动员身体素质的重要指标之一。

此外，PNF拉伸法在提升关节肌肉柔韧性和工作能力方面的效用，也已经得到了肯定。只是进行PNF拉伸法的时间不宜过长，在1分钟内为佳，如果时间过长则可能会出现反效果，降低肌肉的快速力量。

相比传统的静态拉伸法，PNF拉伸法可以更好地缓解肌肉疲劳，正确运用，可以提升最大等长肌力，让肌肉的耐力和爆发力变得更强。

这是因为，在做传统的静态拉伸时，运动员的肌肉拉伸到一定长度，就会在牵张反射的作用下，造成对抗肌群的长时间收缩，致使对抗肌出现疲劳。而PNF拉伸法则可以降低肌肉中血乳酸的浓度，使肌肉产生自我抑制和交互抑制作用，缓解肌肉疼痛，防止肌肉损伤。对抗肌由于可以在该运动的放松阶段得到休息和牵拉，也能在一定程度上避免疲劳。

PNF拉伸法能够在短时间内恢复疲劳肌肉的最大力量和爆发力，还能缓解运动后的肌肉酸痛，很适合作为训练或赛后的放松方式。但目前，学者们对静态拉伸、PNF拉伸等对肌肉爆发力的作用究竟有多大，仍然未能达成一致。它们的效用要取决于不同运动的负荷量、拉伸组数和拉伸时间。

## 第七节 冷冻疗法

冷冻疗法又称冷疗法，是用低于人体温的温度进行治疗的方法。常用的低温介质有温水、冷水、冰块、氯乙烷等，将它们置于人体表面，可以让局部温度下降，吸收人体热量。这种方法历史悠久，早在公元前2500年，人们就用它来缓解炎症，甚至用它辅助外科手术。它易上手，易取材，见效快，安全性也很高。

现在冷冻疗法的应用很广，因而有解痉、镇痛甚至麻醉的作用。但瞬时的冷刺激可能引起神经兴奋。

冷刺激还会影响组织代谢，它可使组织细胞代谢降低，组织的需氧量减少。

冷刺激影响肌肉时，一方面，可造成肌肉的收缩期、松弛期和潜伏期延长，肌梭活动减弱，肌张力及肌肉收缩松弛的速度减慢，肌肉的电兴奋性下降，因而缓解肌肉痉挛；另一方面，由于冷刺激冲动向感觉中枢冲击而掩盖或阻断了疼痛的冲动，疼痛的消失使反射弧破坏，使肌痉挛冲动减弱、停止。

概括起来，冷冻疗法的功效有以下几种：缓解肿痛和下肢痉挛、降温（高烧、中暑）、减轻急性烧伤的损伤、防止化脓。

但具体实施时，需要与"冰冻"的概念进行区分。冷冻疗法的温度较高，不会对细胞造成损伤。而冰冻疗法的温度不止在冰点以下，还需要低到可以造成细胞损伤或死亡的程度，一般为-20～-10℃，这样在温度恢复时，遭到破坏的组织蛋白就可以产生抗原性，增强人体的免疫力。

冷冻疗法使用的介质温度虽然没有那么低，但它让局部组织温度下降的幅度仍然明显高于其温度上升的幅度。而当组织温度下降后，血管会出现收缩，血流量也会随之减少，炎症和肿痛都能因此减轻。

冷冻疗法的种类很多，常见的有敷贴法、冷敷法、浸泡法、蒸发冷冻法等。

## 1. 敷贴法

需要准备好冰块，然后将冰块捣碎装入袋中（多为橡胶袋），制成冷敷袋。也可直接购买用化学物质制成的化学冰敷袋。如冰敷时间较长，最好同时准备两个冰敷袋。

将冰敷袋置于患处数小时或1天。若觉不适，也可以在冰敷袋下垫一块毛巾，待20分钟后身体适应了，再将毛巾撤去，让冰敷袋直接贴于患处或移动按摩5～15分钟。

## 2. 冷敷法

准备好毛巾、冰块和一盆水，将冰块置于冷水中制成冰水，在将毛巾浸湿，敷于患处。可敷数小时至一天。

采用冷敷法，需留意冰块的融化程度。

### 3. 浸泡法

如用冷敷法一般准备好冰水，将需要冷冻治疗的部位浸入水中，持续1小时以上。

### 4. 蒸发冷冻法

这种方法相对复杂，需要准备烷类冷冻喷射剂等容易蒸发的物质，再将它们喷在皮肤上，使局部温度降低，喷的时候注意和皮肤保持1厘米的距离，每隔30秒或数分钟，喷射一次。

### 5. 温水擦浴

此方法可配合敷贴法、冷敷法一起使用，帮助高热患者降低体温。需额外准备32～34℃的温水和毛巾，将冰敷袋或用冰水浸过的毛巾敷于头部。然后用被温水浸湿的毛巾按照一定方向对患者的身体进行擦拭。要注意的是，擦拭后，要将患者身上的水渍完全擦干，再为患者穿衣。等待30分钟后，再为患者测量体温，一旦患者体温降至38.5℃以下，就取掉患者头部的冷敷用品。

冷冻法操作非常容易，但要注意观察被敷部位的皮肤情况。通常，随着治疗部位的温度降低，皮肤会发白，感觉也会变迟钝。若温度持续下降，要防止冻伤，因为温度一旦降到冰点时，皮肤会变硬。

实施冷冻疗法，一要观察患者的身体反应，若出现寒战，可以停止，或将热水袋、热毛巾敷在没有进行冷冻疗法的部位。如进行温水擦浴时就可以提前准备好热水袋，放在患者的脚部。此外，也有一些患者容易对"冷"过敏，若发现皮肤出现疹子、关节疼痛、心跳加速、血压下降等症状，要立即停止治疗。

二要注意治疗部位的状况，出现瘙痒、红肿、疼痛都应及时停止。

三因为冷冻疗法会让血管在短时间内发生变化，所以患有动脉栓塞、动脉硬化、血管炎等疾病的人不适用。此外红斑狼疮患者、有循环障碍的人士，以及老人、婴儿，都要谨慎使用。

## 第八节　冰按摩疗法

冰按摩是常见的物理治疗方法，操作简单，容易掌握，能够帮助组织恢复、促进血液回输、控制体温。

所谓的冰按摩，其实就是运用冰物质，在人体的特定区域进行或浅层或深层的按揉、摩擦。但冰按摩不同于冰敷。冰敷覆盖的身体范围较小，但持续的时间很长。而冰按摩是覆盖的身体范围大，停留在人体局部的时间较短。一些运动员不喜欢冰敷，就可以用冰按摩来替代。而且，采用冰按摩，也可以避免因冰敷时间过长导致的冻伤。

冰按摩特别适用于进行中长跑的运动。这是因为，中长跑运动项目持续的时间相对要长，是对运动员的速度、耐力的考验。很多时候，比赛都是在炎热的夏季户外开展。再加上，参加比赛的运动员，体温会在运动中升高并且大量出汗，如果不采取一些措施，很容易发生状态失衡的问题，甚至出现抽搐、中暑等危险情况。而运用冰按摩，则可以迅速降低运动员体温，避免体液和电解质进一步流失，预防中暑。

经过系统训练的运动员，都有很高的耐力水平和维持高速跑动的能力。他们的能量代谢需要将糖酵解、磷酸原等功能系统混合起来，提供能量。所以，运动员会在确保高水平的有氧训练的前提下，有意识地提升自己无氧酵解的能力。在日常的训练安排上，除了进行长距离的能力训练，还会进行高速的短距离训练。具体的训练强度则要根据运动员的身体素质、训练年限和比赛的情况制定。

总的来说，随着训练强度的提升，运动员体内的代谢产物血乳酸、肌酸激酶、自由基等会增加，在人体自我防御机制的影响下，此时运动员可能较以往更容易感到疲劳，成绩也可能出现下滑。不过，不用对此过于担心，随着训练的推进、运动强度的变化，运动员的身体会逐渐适应这一情况，体内的功能系统也会慢慢增强，从而提升运动状态。

前面提到的中长跑项目，相较于其他项目，训练强度大，需要训练的周期也更长，运动员不可避免会出现关节劳损、肌肉损伤和神经疲劳，需要在训练后及时进行修复，否则不仅影响比赛成绩，长期下来还会缩短运动员的运动巅峰期。特别是训练基础薄弱的运动员，因为身体的耐受性较弱，更要注重赛后的恢复。

冰按摩最明显的功能就是降低局部组织的温度，而温度降低又会引发血管收缩，从而降低炎性成分渗透的数量和组织的耗氧量。对缓解水肿、出血、慢性疼痛，维护肌肉组织结构，减少粘连和乳酸堆积等都大有帮助。

在运动开始前进行局部的冰按摩也很有益，既能减轻局部组织的不适，还能在一定程度上减少运动伤害，帮助运动员进入好的状态，取得好成绩。比如，一些中长跑运动员会在训练或比赛前，用冰短暂且快速地按摩胸、腹、背、腰等部位，以便让躯体的血管收缩，内脏和四肢的血液循环量增大，获取更多的氧气。这样，运动员可以更快地让身体进入比赛状态。

至于具体的按摩时间和按摩部位、顺序，则可以根据运动员的习惯安排。

除此之外，在出现急性损伤时，冰按摩也是一种很好的处理方法。不仅能降低疼痛，还能减轻损伤的程度，延缓伤患处的发展，为后续的救治争取时间。

值得一提的是，移除冰物质后，会出现局部血液灌注增多的情况，有助于患处的恢复和愈合。所以，我们时常可以看到，在比赛中受伤的运动员在经过冰按摩后，又重新返回赛场继续比赛。

## 第九节 冷冻舱疗法

冷冻舱疗法是一种低温疗法，适用于各种年龄的人。采用该疗法，需要将患者的身体暴露在$-180 \sim -100$℃的冷冻舱中，利用氮蒸汽令温度骤降，刺激人体的温度感知功能，帮助血管收缩，以便血液得以回流至重要器官，进而促进人体的血液循环系统、神经循环系统、能量供应系统的恢复和运行。

运用这种疗法，可以提升身体的免疫力，增强力量和耐力，缓解疲劳、肿胀和发炎，促进患处愈合，减少运动后产生的乳酸。但实施冷冻舱疗法，需要注意以下几点。

第一，要注意入舱的时间，最好在接受肌力训练的30分钟以内进行。

第二，入舱前需脱去衣物，只穿内衣内裤，并擦干体表的水分，确保身体干燥。有时会给入舱人员提供厚手套、头巾和口罩。

第三，入舱后，要保持站立姿势，平稳呼吸，不能憋气。

第四，人在冷冻舱内的时间一般为2～3分钟，不可超过5分钟。

在实际运用中，冷冻舱疗法常和其他疗法搭配使用。以治疗关节损伤为例。患者膝关节内测半月板发生撕裂，导致膝盖肿胀有弹响，疼痛明显，行动不便，安静地修养了一阵，仍不见好转。此前遇到这种情况，多需进行手术，但现在则可采取肌力训练和冷冻舱疗法相结合的恢复计划。

该计划一共需要15天。在最开始的5天，疼痛比较强烈，肌力训练以锻炼股四头肌、增强肌肉对关节的保护力度为主，多采取拉伸动作，可辅以沙袋、弹力带等增加强度。每次训练后，可从轻到重按揉疼痛部位3~5分钟。

从第6天开始到第15天，此时腿部的肌肉力量和膝关节的功能已恢复了大半，可以在原有训练的基础上增加弹力带的使用练习，引入负重深蹲、椭圆机等器械训练，目的是加深对腿部肌肉的刺激，促进血液循环。在这一阶段，可以开始进行冷冻舱疗法。

冷冻舱疗法需在肌力训练结束后的半小时内开始，每隔2~3天进行一次，每次进行2~3分钟。过程中，患者会发现膝盖的疼痛逐渐减弱，膝盖处的弹响消失，活动恢复。

需要注意的是，人体的关节部位，稳定性较差，若受损后打算采用冷冻舱疗法，配合实施的肌力训练应以温和的静力性动作为主，且要格外留意患处的痛感变化。另外，即便通过治疗，得以完全恢复，也不宜立即进行高强度运动，而是要根据具体的身体状况，再进行一段时间的康复训练，避免患处复发。

相较于传统的冰敷疗法只能让人体表面温度下降，冷冻舱疗法的效果可以深入皮肤深处，而由于舱内温度下降极为迅速，治疗时间不长，也不用担心冻伤。这也是为什么近年来越来越多的运动员青睐冷冻舱疗法的原因，特别是从事足球、篮球、橄榄球等对抗性运动，难免出现瘀伤的运动员，以及从事健美操、体操等项目关节处容易受伤的运动员。

不过，冷冻舱疗法目前尚未普及，治疗的费用也比较高，一些运动员也会用冷水浴的方法替代。

## 第十节　按摩机器人技术

按摩机器人可为人们提供按摩服务。它通过内置电机和加热元件模拟人工按摩的力度和温度，对身体进行按摩，按摩后人会得到放松和舒适的享受。能够疏通经络，使气血循环，可感到肌肉放松、消除疲劳。

按摩机器人技术的工作原理如下。

按摩机器人的外观形状与普通座椅相似，内部配备了多个电机来达到按摩的功能。

按摩机器人开始工作之前，需要选择能承受的按摩模式和按摩力度，同样，还可以对按摩方式进行选择，比如推拿、揉捏、敲击、按压等。

还可以对要按摩的部位进行选择，比如脊椎、肩部、腰部等。

按摩时，还可以通过加热技术，使被按摩者获得更好的按摩体验。

按摩机器人还可以设置时间、温度、震动等参数，以满足用户个性化的需求。

特别需要注意的是，长期按摩可能会对肌肉组织造成危害，对于有骨质疏松问题的人来说，过度按摩可能会造成骨折。因此，在按摩时需要根据自身情况合理控制时间和力度。

## 第十一节 高压氧舱疗法

高压氧舱疗法，就是用高压氧进行治疗的方法。它是指人在高于一个大气压（1.0ATA）的环境中吸入纯氧或高浓度氧。换句话说，它可以让血液的携氧能力变强。

人处于正常大气压中时，氧气在人体内的运输主要通过血红素完成，血浆也会承担一部分。但在高压氧中，血红素携带的氧气不会有明显增加，血浆携带的氧气则会大大提升。

20世纪50年代，一些医生开始在高压氧舱内为患者进行心脏手术，以延长患者心脏停搏的安全时间；还有医生用高压氧医治厌氧菌引发的疾病。目前，该项技术的运用范围已越来越广。

比如，治疗潜水造成的减压症；加速伤口特别是难以愈合的伤口的恢复；救治一氧化碳中毒患者；治疗放射线导致的组织坏死或烧烫伤；改善睡眠质量等。

值得一提的是，高压氧舱疗法是物理疗法，可以很好地配合诸多药物，实际上除了减压症、一氧化碳中毒等少数病症，高压氧舱疗法大多情况不会单独使用。

高压氧舱可以分成单人舱和多人舱两种，二者在疗效上并没有什么差别，国内最大的多人舱可以同时治疗30人。治疗室中的空气压力会比正常空气压力高2～3倍。如果是单人舱，人需要躺在治疗台上，再进入舱室；而如果是多人舱，则多为坐姿接受治疗，人通过氧气面罩或头罩吸氧。

治疗期间，会有专业人员进行监控。因为气压升高，可能会感觉耳内闷胀，这是正常现象，张大嘴巴或者做吞咽动作，即可缓解。

虽然高压氧舱疗法可能出现眩晕、恶心、氧中毒等副作用，价格也较为昂贵。但现在，还是有越来越多的运动员选择高压氧舱疗法，缓解疲劳，加快体能恢复，促进伤口愈合，尤其是在进行高强度的体能训练或赛后。一些运动员称，正常状态下一个月左右伤口才会痊愈，经高压氧舱疗法，只要一周即可恢复，可以大大缩短疗养伤病的时间。

实际上，高压氧舱疗法也适用于运动或赛前，可帮助运动员防止由紧张焦虑引起的脑缺氧，以及由其引发的心跳加快、反应迟钝、注意力难以集中等状况。但为防止氧中毒，每周进行高压氧舱疗法的次数不应超过两次，每次时间建议为30～40分钟，可以搭配运动按摩、伸展运动等进行。

当然，不是所有人都能使用高压氧舱疗法，如气胸、肺气肿、支气管扩张症等病的患者是不建议使用的。

## 第十二节 反重力跑步机疗法

我们熟悉的机械式跑步机，是利用跑步者足底与跑道的摩擦力来进行驱动的，若姿势不正确、运动过量，则很容易对膝盖和脚踝造成伤害。

最近出现了一种反重力跑步机，它看上去好像是在传统机械跑步机的下半部分加了透明罩，实际上这个透明罩是一个能自动调节气压的密闭气室，可容纳跑步者的整个下半身。

在其中奔跑，能得到占身体重量80%的重力支持，好像凭空少了几十千克体重，膝盖和脚踝几乎感觉不到压力，除了大体重人士、有伤人士，还适合跟腱受损、半月板受损、关节炎等人士，进行日常锻炼，还特别适合长跑运动员，如马拉松运动员的训练，既可以锻炼耐力和速度——有运动员表示，在反重力跑步机上奔跑，需要花更大的力气着地——又不用担心强度过大而损伤身体，还能减少运动后休整的时间。

反重力跑步机不仅可以像普通机械跑步机一样调节坡度和速度，还能根据运动员的体重调节气室内的压力。但在使用前，需要穿上特制的裤子。

值得一提的是，水中跑步机也是颇受欢迎的一种反重力跑步机，它一方面利用水的阻力，帮助运动员消耗更多的热量，更好地锻炼心肺功能，另一方面又利用水的浮力，减少运动员下肢承受的重力，兼具促进训练和康复水疗的功能。

这种跑步机有的外观类似反重力跑步机，只不过下半部分的空间里装满了20～30℃的水，使用者可通过不同位置的开关调节水的阻力。也有的类似内部装了跑道的泳池。需要注意的是，有些水中跑步机会要求跑步者穿上有防滑功能的特殊鞋子，避免摔倒受伤。

## 第十三节 仿生疗法

仿生疗法，即模拟动物的形态养生保健，在我国有非常悠久的历史。早在2000多年前的战国时代，《庄子》一书中便提到："状如熊之攀枝，鸟之伸脚。"为人熟知的"五禽戏"，也是经典的仿生疗法，即模仿老虎、鹿、猿猴、鸟和熊的动作。中医认为，这五种动物分别对应着人体的五脏、五行，可以非常好地调整经络运行，让人身手矫健，耳聪目明。

仿生疗法实施简单，对场地和器材的要求不高，且可以全面地锻炼身体的各种能力，方法十分丰富。比如，提升协调性，可以模仿螃蟹爬；提升爆发力，可以训练蛙跳；提升腰腹核心力量，可以学习《五禽戏》中的"虎扑"；提升肢体力量，可以练习蜥蜴爬、鳄鱼爬、兔子跳。

在日常的训练中，可以将各种方法组合起来一起使用。

仿生疗法中的"爬行"动作对日常保健和修复运动创伤，都有很大的帮助，且简单易行，容易上手。它可以促进血液循环，增强肺活量，防范腰椎疾病，锻炼上肢和腰腹的力量，提升身体的协调性、灵活性和柔韧性。

但不管模仿哪种动物的爬行姿势，都要做好准备工作，戴好护膝和手套，穿着方便运动的衣物。在开始爬行前，要调整好身体姿态，在手着地后，慢慢将两臂伸直，两腿弯曲，确保臀部略高于背部。然后，摆好双手、双脚的位置，左手在前、左脚在后，确保左手与左脚的距离大于右手和右脚的距离。

模仿动物的爬行，需细心回忆熟悉的动物的爬行姿态，如虎（猫）、猩猩、狐狸等。在爬行时，尽可能伸展手臂，同时想象自己的手指、脚趾牢牢地抓在地上，并有意识地锻炼肩、颈、背等部位的肌肉，按照右手向前，出左脚；左手向前，出右脚的顺序，进行移动。

进行爬行运动的时间不宜过长，每天15～20分钟即可，但需长期坚持，最好每周练习3次以上。要注意的是，爬行时要使用腹式呼吸，爬行结束时，应缓慢站起，防止血压突然升高造成眩晕。爬行前最好熟悉一下要经过的路段，确保安全、平坦，建议在草地或泥土地等较软的路面上进行。

除了爬行动作外，光脚走路也是一种不错的入门方式，它没有任何学习的门槛，有助于促进血液循环，提升平衡感和反应能力。在没有鞋袜保护的状态下，人需要更敏锐地保持身体平衡，而双脚直接接触粗糙的地面，脚部受到的刺激也较穿着鞋袜时更为丰富，这些丰富的感受会经过中枢神经，反馈给大脑，让人对身体姿态的变化更为敏感，有助于提升肢体的敏捷性。

同时，光脚走路对膝关节的冲击也较小——鞋会减轻脚部承受的力量，但会让膝关节承受的力量变大。

在进行光脚走路前，要确保脚上没有任何伤口，脚踝和关节不存在损伤。最好能熟悉途经的路段，避开有尖锐物体的地方，建议选择由光滑石子铺成的路段或草地、沙地。走路时，需确保体态端正、放松，时间控制在40分钟左右。如天气较冷，感觉双脚冰凉，则不宜进行。

## 第十四节　风阻罩技术

风阻罩技术常用于速度竞技体育中。这项技术的主要目标是减少运动员在运动中所受到的空气阻力，从而提高速度和运动效率。风阻罩通常被设计成紧密契合在运动员身体或设备的表面，以减少风阻，并在一些运动项目中取得显著的竞技优势。

以下是风阻罩技术的一些关键概念和应用领域：

### 1. 空气动力学

风阻罩的设计通常基于空气动力学原理，旨在最小化运动员或设备在高速运动中所受到的空气阻力。这包括减小空气流动中的阻力、改善气流分离和降低湍流的生成。

### 2. 自行车竞赛

风阻罩技术在自行车竞赛中得到广泛应用。自行车选手经常使用空气动力学设计的头盔、车架罩、车轮罩和紧身服装，以减少风阻，提高速度。

### 3. 滑雪

在滑雪运动中，运动员可以使用空气动力学设计的头盔、紧身衣和滑雪镜等设备，以减少风阻，提高下坡速度。

### 4. 田径比赛

一些田径运动员在比赛中使用空气动力学设计的运动鞋、紧身服装和头盔，以改善奔跑、跳远和跳高的表现。

### 5. 水上运动

在划船、帆船和游泳等水上运动中，运动员可以使用具有减少水阻和风阻效果的装备，如划船桨、帆布和游泳帽。

### 6. 飞行器

风阻罩技术也应用于航空和航天领域，以减小飞行器的空气阻力，提高速度和燃油效率。

需要指出的是，风阻罩技术的应用通常需要考虑竞技规则和安全性，因为一些竞赛可能对风阻罩的使用有限制。此外，风阻罩的设计需要经过仔细的测试和优化，以确保它们能够在实际比赛中产生积极影响。这项技术在提高速度和竞技水平方面有潜力，并在一些领域中已经取得了显著的成功。

## 第十五节 外骨骼可穿戴设备技术

外骨骼可穿戴设备技术，简单来说，就是可穿戴的机械结构，它通过力学设计、人体工程学设计和传感操控，提升穿戴者的行动能力，用坚硬的结构为穿戴者提供支撑和保护。现在它已被应用于军事、救灾、产品制造和医疗康复等多个领域。在北京冬季残奥会上，已有下肢残疾的运动员通过该技术，实现行走、上下楼梯、上下坡等功能，不但如此，目前我国的外骨骼可穿戴设备由于传感网络和AI技术的发展，还能自动感应穿戴者的意愿，并按照穿戴者的意愿行动。

实际上，早在20世纪60年代，就已经出现了外骨骼穿戴设备，但其技术在进入21世纪后才得到了迅猛发展，除了让下肢残疾的人顺利行走，还能让人跳得更高、跑得更快、负重更大，并在信息技术的帮助下，监控人的身体状况，减轻使用者的疲劳。

在康复医学领域，外骨骼可穿戴设备技术越来越受到重视，多用于帮助有运动功能障碍患者和下肢残疾的人。它的结构和人体下肢的骨骼相似，可以套在患者的身体上，为患者提供支撑和动力。由于实现了可控的关节屈伸功能和行走功能，没有固定的根基，人机融合性较高，它还非常灵活，无论是在室内，还是在室外，都可协助患者进行康复训练，非常方便。

在我国，目前实现的外骨骼可穿戴设备技术可以帮助运动员在下肢肌肉拉伤、非关节骨折的情况下，进行恢复性训练。

## 第十六节 卡伦系统技术

卡伦系统技术是世界上最先进的运动训练系统之一，是一种融合了虚拟现实（VR）、混合现实（MR）、增强现实（AR）的被誉为"航空母舰型"的系统。它集运动评测和运动训练于一身，包括高精度的三维运动捕捉技术、虚拟现实环境融合技术、压力传感系统、高自由度的运动平台等，可以即时反馈训练信息，提供形式多样的训练内容和还原度超高的可定制的模拟训练环境。

将它运用在运动康复上，患者可以在训练过程中看到自己每一块肌肉的变化，医生也能根据其反馈的实时数据分析患者的康复情况，及时优化训练方案。

将它运用到运动员的训练中，得益于其全方位立体投影，和330°的超大弧形屏幕构建起的拟真训练环境和超强的信息反馈能力，运动员可以在不同的训练场景中进行切换，开启沉浸式的互动训练，有针对性地提升某一项或某几项运动能力。同时，运动员还能清晰而迅速地透过屏幕上的肌肉实时影像，了解自己肌肉的发力情况，不只能看到哪块肌肉正在发力，还能了解到各块肌肉发力的程度。

卡伦系统技术配备的是双跑带跑台，两条跑带都可根据使用者的速度调整自己的速度，甚至可以以不同的速度运行。不但如此跑道还具备数据的采集功能，可以收集运动员的足底压力数据和方向数据。

此外，该系统配备的高自由度运动平台，可提供6个角度的活动，进行上/下、左/右、前/后等单一方向或叠加方向的运动，站在这个平台上，可以完成俯仰、摇摆、颠簸、旋转，在安全无虞的前提下，实现对真实场景的模拟。

相较于传统的训练模式，卡伦系统技术更丰富、更有趣，也更精确。除了提升运动员的训练效率，还能极大地激发运动员的训练热情，满足多种训练需求。

# 参考文献

［1］舒天丽．传统中医免疫的概念和认识［J］．世界中医药，2011，6（04）：277-279.

［2］石自博，苗志林．中医传统体育疗法对1级高血压的治疗研究［J］．按摩与康复医学，2017，8（20）：51-52.

［3］张帅，王虹．高中体育生训练中常见运动损伤的预防和急救［J］．鸡西大学学报，2012，12（11）：127-128.

［4］邓钰，Scott HA．富血小板血浆用于治疗髌腱病［J］．中国康复，2019，34（09）：501.

［5］龙英，关志成，蔡国平等．电磁刺激对成骨样细胞UMR-106 DNA合成的作用［J］．清华大学学报（自然科学版），2000（03）：15-19.

［6］李剑锋，李国通，张雷雨等．穿戴式柔性下肢助力机器人发展现状及关键技术分析［J］．自动化学报，2020，46（03）：427-438.

［7］赵倩莹，王鹏．基于大数据技术的网络多媒体教学远程协作平台设计［J］．自动化与仪器仪表，2023（01）：135-139.

［8］Jie H．Construction of Internet TV Industry Ecosystem Based on Data Mining Technology［J］．*Wireless Communications and Mobile Computing*，2022.

［9］陈媛．超低温全身冷冻治疗促恢复技术对机体免疫功能的影响［D］．苏州：苏州大学，2015.

［10］路来冰，李进，杨少雄．机器人在体育领域的应用现状［J］．河北体育学院学报，2022，36（06）：15-25.

［11］王远月．软体高压氧舱对赛艇队女子运动员运动后恢复的影响［D］．北京：首都体育学院，2015.

［12］潘毓健，徐国会，郑洁皎等．本体感觉神经肌肉促进技术对脑卒中患者平衡功能的影响［J］．中国康复理论与实践，2012，18（01）：22-24.

［13］吕柳元．UTF患者穿戴不同膝关节假肢在不同路况下的步态分析［D］．成都：成都体育学院，2021.

［14］李洪亮．运动信息技术运用于大众健身器材分析［J］．体育科技文献通报，2016，24（05）：121-122，131.